AF822855

Thomas Mehr

Kopfsache – Migräne verstehen, Schmerzen lindern

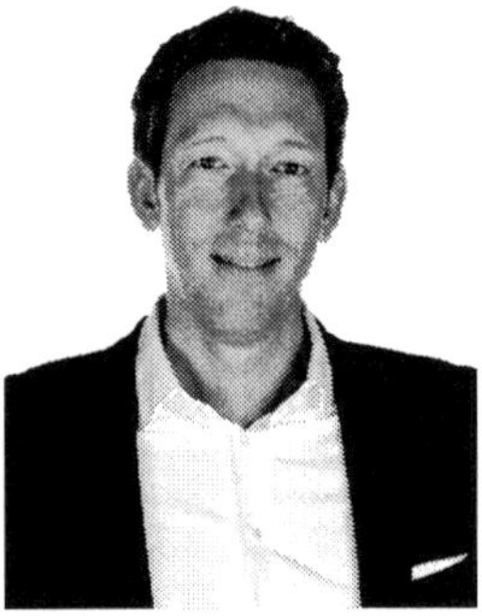

Thomas Mehr – Fachbuchautor, Medizinjournalist und Brückenbauer zwischen Wissenschaft und Lebenserfahrung. Er studierte Betriebswirtschaft und Humanmedizin, sammelte über zwei Jahrzehnte Führungs- und Managementerfahrung in der pharmazeutischen Industrie – bis ihn gesundheitliche Rückschläge und persönliche Krisen auf einen völlig neuen Weg führten. In seinen Büchern und Fachartikeln verbindet Thomas Mehr wissenschaftlich-medizinisches Know-how mit seinen eigenen, teils schmerzhaften Erfahrungen. Er zeigt auf, wie es gelingen kann, aus Lebenskrisen neue Kraft zu schöpfen und einen echten Neuanfang zu wagen. Seine Botschaft: »Haben Sie Mut – Sie können mehr tun, als Sie denken!«

Thomas Mehr

Kopfsache

Migräne verstehen, Schmerzen lindern

Der ganzheitliche Weg aus dem Schmerz:
Ursachen erkennen, Auslöser vermeiden,
Lebensqualität zurückgewinnen

Telemach-Verlag

Bibliografische Information der Deutschen Nationalbibliothek
Die Deutsche Nationalbibliothek verzeichnet diese Publikation in der Deutschen Nationalbibliografie; detaillierte bibliografische Daten sind im Internet über https://www.dnb.de abrufbar.

Die automatisierte Analyse des Werkes, um daraus Informationen insbesondere über Muster, Trends und Korrelationen gemäß §44b UrhG »Text- und Data-Mining« zu gewinnen, ist untersagt.

1. Auflage
© 2025 Mentoren-Media-Verlag,
Königsberger Str. 16, 55218 Ingelheim am Rhein
www.mentoren-verlag.de

Umschlaggestaltung: Nadine Nagel, Mainz
Covergrafik: Thomas Mehr, Hamburg
Lektorat: Christof Mönchhalfen, Kierspe
Korrektorat: Deniz S. Özdemir, Mainz
Satz und Layout: Deniz S. Özdemir, Mainz
Autorenfoto: Thomas Mehr, Hamburg

ISBN: 978-3-98641-243-2

Alle Rechte vorbehalten. Vervielfältigung, auch auszugsweise, nur mit schriftlicher Genehmigung des Verlages. Sämtliche Inhalte in diesem Buch entsprechen nicht automatisch der Meinung und Ansicht des Mentoren-Media-Verlages.

Inhalt

Teil 3

HINWEIS

Aus Gründen der besseren Lesbarkeit wird in diesem Buch bei Personenbezeichnungen und personenbezogenen Hauptwörtern an einigen Textstellen die männliche Form (das generische Maskulinum) verwendet. Sämtliche Angaben beziehen sich jedoch selbstverständlich auf Angehörige aller Geschlechter.

Vorwort
Prof. Dr. med. Dagny Holle-Lee

Migräne ist mehr als ein Kopfschmerz. Sie ist eine neurologische Erkrankung, die oft unterschätzt wird – und noch häufiger missverstanden. Für Betroffene bedeutet sie nicht nur wiederkehrende Schmerzen, sondern auch Einschränkungen im Alltag, soziale Missverständnisse und das ständige Gefühl, sich erklären zu müssen.

Als Ärztin, die sich auf Migräne spezialisiert hat, begegnen mir diese Herausforderungen jeden Tag – in meiner Sprechstunde, in Gesprächen mit Patientinnen und Patienten, auch über meinen Social-Media-Kanal @migraene_doc, auf dem ich mich für mehr Aufklärung und Sichtbarkeit einsetze. Mir ist es ein großes Anliegen, Bewusstsein für diese Erkrankung zu schaffen. Denn: Migräne hat viele Gesichter, und sie lässt sich nicht allein durch Diagnoseschlüssel oder Therapiepläne verstehen. Sie wird erst wirklich greifbar, wenn man den Menschen zuhört, die mit ihr leben.

Deshalb habe ich mich sehr gefreut, als mich Thomas Mehr bat, das Vorwort zu seinem Buch zu schreiben. Wir begleiten uns schon seit einigen Jahren auf Social Media, und ich schätze ihn als Stimme aus der Community sehr – nicht nur wegen seiner Authentizität, sondern auch wegen seiner Stärke, seiner Offenheit und seiner unermüdlichen Bereitschaft, Erfahrungen zu teilen.

In diesem Buch verbindet er vierzig Jahre persönlicher Erfahrung als chronischer Migränepatient mit fundiertem Wissen – ein Schatz, den er mit großer Sorgfalt, Ehrlichkeit und Empathie weitergibt. Er zeigt, wie sehr Migräne das Leben prägt, aber auch, wie es möglich ist, mit der Krankheit einen selbstbestimmten Weg zu gehen – nach vielen Höhen und Tiefen, mit Rückschlägen und Neuanfängen. Seine Geschichte macht Mut, ohne etwas zu beschönigen. Und sie gibt Betroffenen das, was sie oft am dringendsten brauchen: das Gefühl, nicht allein zu sein.

Dieses Buch ist eine Einladung. Eine Einladung zum Zuhören, zum Lernen und zum Mitfühlen. Es richtet sich an alle – an Menschen mit Migräne, an Angehörige, an Freunde, Kollegen und Fachpersonen. Es bietet Informationen, aber auch Inspiration. Es ist ein Plädoyer für mehr Verständnis – im persönlichen Umfeld genauso wie in der medizinischen Versorgung.

Ich wünsche jeder Leserin und jedem Leser, dass sie in diesem Buch nicht nur Antworten finden, sondern auch Resonanz. Dass sie sich verstanden fühlen, dass sie neue Impulse bekommen – und vielleicht auch ein wenig Hoffnung. Denn Migräne ist nicht das Ende eines erfüllten Lebens. Migräne ist mit Sicherheit eine Herausforderung. Aber es kann ein gutes Leben auch mit Migräne geben. Vor allem dann, wenn wir uns gegenseitig zuhören, unterstützen – und sichtbar machen, was zu lange unsichtbar war.

Prof. Dr. med. Dagny Holle-Lee
Leiterin des Westdeutschen Kopfschmerzzentrums Essen –
und Gründerin der Kopfschmerz-App headacy

Teil 1

Einführung

Migräne und Kopfschmerzen sind mehr als nur ein vorübergehendes Unwohlsein. Für Millionen von Menschen weltweit sind sie ein täglicher Begleiter, der das Leben in seiner gesamten Intensität stark beeinflusst. Es gibt über 200 verschiedene Kopfschmerzarten – eine beeindruckende Zahl, die zeigt, wie vielfältig und komplex dieses Thema ist. Ich fokussiere mich hier besonders auf Migräne und Kopfschmerzen, da sie viele Menschen im Alltag stark einschränken. Die Symptome reichen von unangenehmen Spannungen bis hin zu Sehstörungen und lähmenden Migräneanfällen, die nicht nur körperliche Schmerzen verursachen, sondern auch das emotionale Wohl und das soziale Leben belasten. Das Krankheitsbild ist komplex und facettenreich, da Migräne und Kopfschmerzen in verschiedenen Formen auftreten und unterschiedliche Ursachen haben können.

Die Herausforderung, mit diesen Beschwerden zu leben, ist immens. Viele Betroffene erleben ein ständiges Pendeln zwischen Hoffnung und Verzweiflung, da die Schwere der Anfälle von Tag zu Tag schwanken kann und selbst alltägliche Aufgaben zur Belastung werden. Neben den akuten Schmerzen, die in der Regel mit Übelkeit, Lichtempfindlichkeit und extremer Erschöpfung einhergehen, treten oft langfristige Lebenseinschränkungen auf: Berufliche und soziale Aktivitäten werden eingeschränkt, die Lebensqualität leidet, und die ständige Angst vor dem nächsten Anfall kann zu einem psychischen Druck führen, der genauso belastend ist wie der physische Schmerz.

Seit vierzig Jahren lebe ich selbst mit chronischer Migräne. Diese jahrelangen Erfahrungen haben mir nicht nur tiefere Einblicke in das Krankheitsbild und die individuellen Herausforderungen gewährt, sondern mich auch dazu motiviert, meine Erlebnisse und Erkenntnisse mit anderen Betroffenen zu teilen. Durch diese persönliche Perspektive kann ich aus erster Hand berichten, wie sich Migräne und Kopfschmerzen auf das Leben auswirken, welche Komplikationen entstehen können und wie wichtig es ist, sich intensiv mit der eigenen Erkrankung auseinanderzusetzen.

Es ist von entscheidender Bedeutung, sich intensiv mit dieser Krankheit auseinanderzusetzen und mehr über ihre Ursachen, Auslöser und Behandlungsmöglichkeiten zu erfahren. Das Wissen über die unterschiedlichen Trigger – sei es Stress, Ernährung, Schlafgewohnheiten oder hormonelle Schwankungen – ist der erste Schritt zu einem besseren Umgang mit der Erkrankung. Wer versteht, wie Migräne und Kopfschmerzen entstehen und welche Faktoren sie begünstigen, kann gezielt präventive Maßnahmen ergreifen und mit einer individuell abgestimmten Therapie den Alltag schmerzfreier gestalten.

Dieses Buch soll nicht nur die medizinischen Hintergründe und Behandlungsmöglichkeiten beleuchten, sondern auch praktische Tipps und Strategien bieten, um die Kontrolle über das eigene Leben zurückzugewinnen. Es ist eine Einladung, sich nicht länger als Opfer der eigenen Beschwerden zu sehen, sondern aktiv die Verantwortung für die eigene Gesundheit zu übernehmen. Denn mit dem richtigen Wissen, einer achtsamen Herangehensweise und einem bewussten Lebensstil lässt sich die Lebensqualität erheblich steigern – und ein schmerzfreier Alltag ist kein unerreichbarer Traum, sondern ein realistisches Ziel.

Ich hoffe, dass dieses Buch Ihnen hilft, die Ursachen Ihrer Beschwerden zu verstehen und Wege aufzeigt, wie Sie mehr Lebensqualität zurückgewinnen können. Indem ich Therapien vorstelle und meine langjährigen Erfahrungen teile, möchte ich Ihnen Mut machen, die Kontrolle zurückzugewinnen und zu lernen, wie man

Migräne nicht nur versteht, sondern auch aktiv im Alltag damit umgeht.

Oft ist es eine KOPFSACHE – mentale, emotionale und körperliche Faktoren spielen regelmäßig zusammen. Deshalb empfehle ich, die in dem Buch beschriebenen Anwendungen, Übungen, Hilfestellungen und Tipps einfach mal auszuprobieren. Ich bin der Überzeugung: Erst wenn der KOPF frei ist, kann man wirklich etwas für sich bewirken.

Meine Geschichte

Seit meiner Kindheit lebe ich mit chronischer Migräne – einer Krankheit, die mich seit meinen frühesten Erinnerungen begleitet und mich auf eine Weise geprägt hat, die ich damals nicht verstehen konnte. Ich war ein lebhafter und frecher Junge. Die Momente, in denen ich schmerzfrei spielen konnte, waren so rar und flüchtig, dass sie sich kaum von jenen Tagen unterschieden, an denen mich die Migräne erbarmungslos im Griff hatte. Die hellen Farben der Welt verblassten dann ganz schnell, und alles, was ich spürte, war der gnadenlose Schmerz, der mich in die Stille eines dunklen Raumes verbannte. Ich konnte nicht mit den anderen Kindern spielen, nicht lachen, nicht unbeschwert sein. In der Schule war es genauso: Die Kopfschmerzen kamen plötzlich und fielen wie ein dunkler Schleier über mich, sodass ich oft nicht in der Lage war, mich auf den Unterricht zu konzentrieren. Was für viele Kinder selbstverständlich war – die Neugier auf das Lernen, die Begegnung mit Freunden – war für mich eine tägliche Herausforderung.

Je älter ich wurde, desto mehr entglitt mir das Gefühl, ein »normales« Leben zu führen. Die Pubertät und die ständigen Migräneanfälle mit Übelkeit verstärkten sich gegenseitig. Der Schulstress, die Angst vor Prüfungen und die Verwirrung, die mit den ersten zarten Versuchen, das eigene Leben zu begreifen, einhergingen, verstärkten die Schmerzen und machten sie noch unerträglicher. In der Schule war ich ständig derjenige, der bei Klassenfahrten oder Verabredungen absagen musste, der nicht mit den anderen auf Partys gehen und endlos feiern konnte. Die anderen konnten das Leben in vollen Zügen genießen, während ich immer wieder gezwungen war, zurückzustecken, mich in der Einsamkeit meines

Zimmers zu verkriechen und zu hoffen, dass der Schmerz und die Übelkeit irgendwann nachlassen. Aber sie taten es nicht. Es gab Tage, an denen ich das Gefühl hatte, einfach nicht mehr mithalten zu können.

Das Studium war eine weitere große Herausforderung. Der ständige Druck, die endlosen Abgabetermine, die Erwartungen, die ich an mich selbst hatte – sie alle brachten mich immer wieder an meine Grenzen. Doch was niemand wusste, was niemand sah, war, dass ich oft mit Migräne und der Erschöpfung kämpfte, die durch diese Krankheit verursacht wurde. Immer wieder musste ich wichtige Veranstaltungen, Vorlesungen oder Verabredungen absagen. Und trotzdem tat ich alles, um die Fassade aufrechtzuerhalten. Ich hatte Angst, als schwach oder unzuverlässig wahrgenommen zu werden. Ich wollte nicht, dass die Menschen in meinem Umfeld glaubten, ich würde es nicht schaffen, oder dass sie mich weniger ernst nehmen würden, nur weil ich an Migräne litt. Also versteckte ich meinen Schmerz, die Übelkeit, während ich mich durch den Tag quälte.

Ich entwickelte regelrecht Schauspielqualitäten. Wobei ich bei Weitem nicht stolz darauf gewesen bin. In der Berufswelt setzte sich das gleiche Muster fort. Der Stress, die Verantwortung und die ständige Notwendigkeit, leistungsfähig zu bleiben, trugen dazu bei, dass ich meine Migräne immer weiter unterdrückte. Ich wollte nicht, dass jemand merkte, wie stark diese Krankheit mein Leben beeinflusste. Migräne galt in meiner Welt als »unsichtbar« – und genau das versuchte ich, sie auch zu machen. Doch es war ein ständiger Kampf. Ich verbrachte viele Nächte, in denen der Schmerz mich wach hielt, mich zermürbte und ich mich fragte, wie lange ich noch durchhalten könnte. Ich hatte Angst, dass meine Karriere gefährdet wäre, wenn ich jemals meine Schwäche zeigen würde. Also kämpfte ich weiter – mit den Schmerzen, mit der Erschöpfung, mit meiner inneren Angst. Ich habe meinem Umfeld so viel gegeben, immer für andere, für meinen Job und dabei das Wichtigste aus den Augen verloren: mich selbst!

So lange, bis hin zum Burnout – erst dann realisierte ich, wie lange ich diese Last bereits mit mir getragen hatte. Der Moment, in dem mein Körper und meine Seele nicht mehr konnten, in dem ich endlich zusammenbrach, war zugleich eine Zäsur. Ich konnte nicht länger verbergen, was so lange unter der Oberfläche gekocht hatte. Die Migräne, die ständigen Schmerzen, die Übelkeit, die Sehstörungen und die nie endende Erschöpfung hatten mich bis an den Rand des Zusammenbruchs geführt. Ich war mittlerweile bei zwanzig Migräneattacken im Monat angekommen – eine kaum mehr zu ertragende Frequenz, die mein Leben zunehmend lähmte. Jeder Tag wurde zur Herausforderung, jeder Lichtblick zum Ausnahmezustand. Mein Verbrauch an Triptanen und anderen Schmerzmitteln war entsprechend hoch, und doch brachte auch das kaum noch Linderung. Ich funktionierte nur noch, ein Überlebensmodus, der sich wie Erstarren anfühlte.

Doch genau dieser Moment war der Wendepunkt. In den Jahren meiner Auszeit und der Therapie begann ich, mich mit meiner Krankheit auseinanderzusetzen. Es war ein schmerzhafter Prozess – denn das Eingeständnis, dass ich nicht unverwundbar war, war für mich sehr schwer zu akzeptieren. Aber mit jeder Sitzung, mit jeder Konfrontation mit meiner eigenen Verletzlichkeit wuchsen auch mein Verständnis und meine Akzeptanz für mich selbst. Ich lernte, dass es in Ordnung war, nicht immer stark zu sein. Es war in Ordnung, nicht jede Herausforderung mit voller Kraft anzugehen. Die Erkenntnis, dass ich Pausen brauchte, dass es okay war, »Nein« zu sagen, war eine der wichtigsten Lektionen. Endlich begann ich, auf meinen Körper zu hören, mir selbst die Erlaubnis zu geben, mich zurückzuziehen, wenn die Migräne mich überrollte. Ich brauchte nicht mehr zu verbergen, was ich fühlte.

Heute, viele Jahre nach diesem Wendepunkt, habe ich einen anderen Umgang mit meiner Migräne gefunden. Sie ist nach wie vor ein Teil meines Lebens, aber sie definiert mich nicht mehr. Ich habe gelernt, offen darüber zu sprechen und die Unterstützung zu suchen, die ich brauche. Ich habe erkannt, dass es Stärke bedeutet, Schwächen zu akzeptieren und Hilfe anzunehmen. Ich habe gelernt, Grenzen zu setzen, mich nicht mehr durch Dinge treiben zu lassen, die mir schaden. Die Akzeptanz meiner Krankheit hat mir nicht nur geholfen, besser mit ihr umzugehen, sondern auch, mich selbst zu akzeptieren.

Es war ein langer Weg – ein Weg voller Kämpfe, Rückschläge und Einsamkeit. Aber ich habe es geschafft. Heute bin ich nicht nur stärker, sondern auch freier. Ich habe gelernt, meine Migräne als Teil von mir zu akzeptieren, nicht als ein Hindernis, sondern als einen Teil meines Lebens, der mich formt, aber mich nicht definiert. Und diese Freiheit, mit meiner Krankheit im Reinen zu sein, gibt mir die Möglichkeit, das Leben in vollen Zügen zu genießen – mit all seinen Höhen und Tiefen.

Mein persönliches Ziel

Es gibt kaum eine andere Krankheit, die so sehr mit Klischeevorstellungen behaftet ist wie die Migräne. Wer unter Migräne leidet, steht häufig im Verdacht, zu übertreiben, sich vor unangenehmen Verpflichtungen drücken zu wollen und nicht belastbar zu sein. Was viele nicht begreifen, ist, dass Migräne eine schwere neurologische Krankheit ist und keine persönliche Schwäche!

Ich habe dieses Buch in erster Linie für Menschen geschrieben, die ebenfalls von Migräne betroffen sind, aber genauso auch für Menschen, die Freunde, Bekannte oder Verwandte mit dieser Krankheit haben. Ich stelle hier meine persönliche Erfahrung in den Kontext wissenschaftlicher und klinischer Erkenntnisse. Das beinhaltet unter anderem auch, die Krankheit in ihren unterschiedlichen Facetten detailliert zu beschreiben sowie verschiedene Behandlungsmethoden und Hilfsangebote vorzustellen.

Mein persönliches Ziel, das ich mit diesem Buch verfolge, besteht darin, Aufklärung zu betreiben, um allen, die sich dafür interessieren, einen tieferen Einblick in die Gefühlswelt und den Lebensalltag von Migränikern zu ermöglichen. Es ist für Betroffene nicht leicht, die verschiedenen Symptome der Migräne und die ständige Belastung, die diese Krankheit mit sich bringt, angemessen zu kommunizieren. Das liegt unter anderem daran, dass die Worte, die von Migränikern gewählt werden, um den Schmerz und die Übelkeit zu beschreiben, nicht annähernd an den tatsächlichen Schmerz, die Wahrnehmung und die Erfahrung heranreichen. Viele Betroffene gehen trotz starker Einschränkungen einer regelmäßigen Beschäftigung nach, erledigen den Haushalt und versorgen die Familie. Diese Situation kann dazu führen, dass die Schwere der Erkrankung und deren Symptome deutlich unterschätzt oder gar nicht erst gesehen werden. Zum einen erscheinen also sehr viele Betroffene so leistungsstark, dass sich Außenstehende kaum vorstellen können, wie stark die Beeinträchtigung durch diese Krankheit ist, zum anderen sind Migräniker während einer Attacke mitunter so ausgelaugt und kraftlos, dass der Eindruck entstehen kann, dass sie entweder psychisch labil sind oder aber maßlos übertreiben und sich gehen lassen.

Aktivität und ein hohes Energielevel sowie Passivität und Energielosigkeit gehören gleichermaßen zum Erscheinungsbild der Migräne. Denn Fakt ist, dass diese entgegengesetzten Zustände gerade typisch für dieses Krankheitsbild sind. Man lebt gewissermaßen ein Leben mit zwei extrem unterschiedlichen Persönlichkeitsanteilen, ich nenne es ein Leben mit zwei Gesichtern, je nachdem, ob man sich gerade in einer Attacke befindet oder von der Migräne verschont bleibt.

Dieses Buch soll Basiswissen vermitteln und mit Vorurteilen aufräumen. Ich habe medizinische Inhalte nach bestem Wissen und Gewissen recherchiert und mich bemüht, Empfehlungen, Informationen, die sich an den aktuellen medizinischen Leitlinien orientieren, darzustellen. Dennoch kann ich nicht ausschließen, dass mir Fehler unterlaufen sind oder ich etwas vergessen habe. Ich schreibe aus meiner Sicht, der Sicht eines Betroffenen, und werde daher keine medizinischen Empfehlungen aussprechen. Die Anwendung dieses Buches und die Umsetzung der darin enthaltenen Informationen und Vorschläge erfolgen auf eigenes Risiko. Für die Inhalte der in diesem Buch abgedruckten Internetseiten sind ausschließlich die Betreiber der jeweiligen erwähnten Internetseiten verantwortlich.

Ein Erfahrungsbericht ersetzt in keinem Fall den Gang zum Facharzt! Jeder persönliche Rat, den ich zum Umgang mit der Migräne erteile, beruht auf meiner Erfahrung, spiegelt meine private Meinung wider und ist nicht automatisch auf andere übertragbar.

Jede Migräne ist anders, und jede Person kann auch ganz unterschiedlich auf Medikamente, Behandlungen und ärztliche Empfehlungen ansprechen. Dennoch bin ich der Meinung, dass es in der Wahrnehmung dieser Krankheit viele Übereinstimmungen gibt. Nur wer tagtäglich mit dieser Krankheit konfrontiert ist, kann Auskunft darüber geben, wie es sich anfühlt, mit Migräne zu leben. Erfahrungsberichte stellen somit eine wertvolle Ergänzung zur Fachliteratur dar. Allein dafür lohnt es sich, das Leben mit Migräne aus der Sicht eines Betroffenen zu schildern und anderen die eigenen persönlichen Erfahrungen zugänglich zu machen.

Ich zeige hier auf, was es bedeutet, tagtäglich mit einer schweren neurologischen Erkrankung wie der Migräne zu leben und wie es Betroffenen dennoch gelingt, der Krankheit mit gesundem Optimismus, Mut, Kampfgeist und Fachwissen zu begegnen.[1]

---

1 Da Informationen vieler Textpassagen aus meinen eigenen Erfahrungen sowie der Recherche unterschiedlicher Quellen stammen, ist es nicht möglich, die Quellen an allen zugehörigen Textstellen zu hinterlegen. Aus diesem Grund gibt es zum Ende des Buches eine Auflistung der Quellen, auf denen die Ausarbeitungen dieses Buches beruhen. Ergänzt wurden diese mit meinen eigenen Erfahrungen sowie mit Informationen aus Gesprächen mit Fachleuten.

Vorbereitung auf das Arztgespräch

Bei Migräne ist es wichtig, dass Sie mit Ihrem Arzt offen und präzise über Ihre Symptome und Erfahrungen sprechen, um eine geeignete Behandlung zu finden. Vor allem, wenn es um den Gebrauch von Schmerzmitteln geht. Hier sind einige Punkte, die helfen können, das Gespräch mit Ihrem Arzt gut zu führen:

Wenn Sie mit Ihrem Arzt über Migräne sprechen, ist es besonders wichtig, dass Sie gut vorbereitet sind und so detailliert wie möglich Auskunft geben. Nur so kann der Arzt eine präzise Diagnose stellen und Ihnen eine maßgeschneiderte Behandlung empfehlen. Hier sind detailliertere Punkte und wichtige Aspekte, die Sie bei Ihrem Gespräch ansprechen sollten:

Beschreiben Sie Ihre Schmerzen und Symptome genau:

- **Art des Schmerzes:** Erklären Sie Ihrem Arzt, wie sich der Schmerz anfühlt. Ist er pochend, stechend, dumpf oder konstant? Bei Migräne tritt häufig ein pochender oder pulsierender Schmerz auf, aber es kann auch andere Varianten geben.

- **Lokalisation:** Wo sitzt der Schmerz? Häufig ist Migräne auf einer Seite des Kopfes lokalisiert, aber sie kann auch beidseitig auftreten. Manchmal strahlt der Schmerz auch in den Nacken oder das Gesicht aus.

- **Schmerzintensität:** Bewerten Sie die Schmerzintensität so gut wie möglich auf einer Skala von 1 bis 10, zum Beispiel 10 = sehr starker Schmerz, 1 = leichter Schmerz. Dies hilft dem Arzt, die Schwere Ihrer Migräne besser einzuschätzen.

- **Dauer:** Wie lange dauern die Migräneanfälle?

- **Häufigkeit:** Wie oft haben Sie Migräneanfälle im Monat? Tritt die Migräne regelmäßig auf oder nur ab und zu?

- **Begleiterscheinungen:** Haben Sie zusätzlich zu den Kopfschmerzen auch Symptome wie Übelkeit, Erbrechen, Lichtempfindlichkeit oder Aura, zum Beispiel Sehstörungen?

Führen Sie ein Migränetagebuch:

- Notieren Sie die Tage, an denen Sie Migräne haben, die Intensität der Schmerzen und mögliche Auslöser, zum Beispiel Stress, bestimmte Nahrungsmittel, Schlafmangel.

- Dies kann dem Arzt helfen, Muster zu erkennen und eine individuellere Behandlung zu planen.

Begleiterscheinungen und Symptome

- **Aura:** Manche Menschen haben bei Migräne sogenannte »Auren«, die vor dem eigentlichen Schmerz auftreten. Das sind neurologische Symptome wie Sehstörungen, zum Beispiel Blitze, Zickzacklinien, vorübergehender Sehverlust oder Taubheitsgefühl in den Händen oder im Gesicht. Wenn Sie Auren haben, ist es wichtig, dass Sie das Ihrem Arzt mitteilen.

- **Übelkeit und Erbrechen:** Migräne geht oft mit Übelkeit und manchmal auch mit Erbrechen einher. Geben Sie an, wie stark diese Symptome bei Ihnen sind und ob sie den Verlauf der Migräne beeinflussen.

- **Licht- und Lärmempfindlichkeit:** Migräne macht oft lichtempfindlich. Haben Sie das Gefühl, dass Sie bei normalen Lichtverhältnissen mehr Schmerzen haben? Empfinden Sie Lärm als besonders unangenehm? Auch diese Informationen sind wichtig.

- **Geruchsempfindlichkeit:** Einige Menschen berichten, dass sie bei Migräne bestimmte Gerüche als unangenehm oder sogar schmerzverstärkend empfinden.

Häufigkeit und Dauer der Migräneanfälle

- **Anfallshäufigkeit:** Wie oft haben Sie Migräne? Gibt es Tage, an denen Sie besonders häufig betroffen sind, oder tritt die Migräne sporadisch auf? Eine genaue Angabe der Häufigkeit ist für die Diagnose entscheidend. Beispielsweise, wenn Sie mehr als vier Migränetage pro Monat haben, könnte dies auf eine chronische Migräne hindeuten.

- **Dauer der Anfälle:** Wie lange dauern Ihre Migräneanfälle? Sie können von einigen Stunden bis zu mehreren Tagen anhalten. Eine genaue Angabe hilft dem Arzt, die Schwere Ihrer Erkrankung einzuschätzen.

- **Beginn und Verlauf der Anfälle:** Tritt die Migräne plötzlich auf oder gibt es einen langsamen Beginn? Gibt es eine Spitze der Schmerzintensität oder baut sich der Schmerz konstant auf?

Mögliche Auslöser und Verstärkungsfaktoren

- **Stress:** Viele Menschen berichten, dass Stress ein häufiger Auslöser für ihre Migräne ist. Wenn Sie bemerken, dass stressige Situationen Ihre Migräne verstärken oder auslösen, sollten Sie dies unbedingt ansprechen.

- **Schlaf:** Schlafmangel oder auch zu viel Schlaf können Migräne auslösen. Achten Sie darauf, wie sich Ihr Schlafverhalten auf die Migräne auswirkt.

- **Nahrungsmittel:** Bestimmte Nahrungsmittel, wie zum Beispiel Zitrusfrüchte, Käse oder Alkohol, können Migräne triggern. Haben Sie bestimmte Nahrungsmittel bemerkt, deren Verzehr möglicherweise mit Ihren Migräneanfällen zusammenhängt?

- **Wetter:** Manche Menschen berichten von Migräneanfällen bei Wetterumschwüngen oder starker Sonneneinstrahlung.

- **Hormonelle Veränderungen:** Bei Frauen kann Migräne in Zusammenhang mit dem Menstruationszyklus stehen, zum Beispiel vor oder während der Periode. Achten Sie darauf, ob es einen Zusammenhang mit hormonellen Schwankungen gibt.

Frühere Behandlungen und deren Wirksamkeit

- **Medikamente:** Welche Medikamente haben Sie bisher eingenommen, um die Migräne zu behandeln? Dies können Schmerzmittel, zum Beispiel Ibuprofen, Paracetamol, spezielle Migränemedikamente, zum Beispiel Triptane, oder andere

Medikamente wie entzündungshemmende Mittel sein. Wichtig ist, dass Sie dem Arzt mitteilen, ob diese Medikamente geholfen haben und ob Sie Nebenwirkungen bemerkt haben.

- **Wirkungslosigkeit oder Nebenwirkungen:** Gab es Medikamente, die nicht geholfen haben? Oder hatten Sie unerwünschte Nebenwirkungen wie Schläfrigkeit, Magenbeschwerden oder eine Verschlechterung der Symptome?

- **Alternative Therapien:** Haben Sie nicht medikamentöse Behandlungsmethoden wie Akupunktur, Massagen, physiotherapeutische Behandlungen oder Entspannungstechniken ausprobiert? Was hat geholfen und was nicht?

Allgemeine Lebensweise und Gesundheit

- **Ernährung und Flüssigkeitsaufnahme:** Eine ausgewogene Ernährung und ausreichende Flüssigkeitsaufnahme können eine Rolle bei Migräne spielen. Es ist hilfreich, auch diese Aspekte mit Ihrem Arzt zu besprechen.

- **Körperliche Aktivität:** Regelmäßige Bewegung oder deren Fehlen kann Migräne beeinflussen. Wie viel Bewegung haben Sie im Alltag? Haben Sie festgestellt, dass Bewegung die Migräne lindern oder verschlimmern kann?

- **Psychische Gesundheit:** Stress, Angst, Depression oder ein Burnout können Migräneanfälle auslösen oder verstärken. Wenn Sie mit psychischen Belastungen zu kämpfen haben, sollten Sie dies ebenfalls ansprechen.

Präventive Maßnahmen und Therapien

- **Medikamentöse Prävention:** Wenn Sie sehr häufig Migräne haben, könnte Ihr Arzt präventive Medikamente in Erwägung ziehen. Fragen Sie nach, ob eine tägliche Medikamenteneinnahme helfen könnte, die Häufigkeit der Anfälle zu reduzieren.

- **Nicht medikamentöse Prävention:** Es gibt auch andere Ansätze, wie regelmäßige Schlafgewohnheiten, Entspannungstechniken, zum Beispiel Yoga, Meditation, Biofeedback oder Kognitive Verhaltenstherapie, die Ihnen helfen könnten, Migräne vorzubeugen.

Sorgen und Ängste

- **Langfristige Auswirkungen:** Wenn Sie Bedenken haben, dass Migräne Ihre Lebensqualität beeinträchtigt oder Sie sich Sorgen um langfristige gesundheitliche Folgen machen, sprechen Sie diese Ängste ruhig an. Ihr Arzt kann Sie darüber aufklären und Ihnen helfen, mit den Auswirkungen umzugehen.

- **Medikamentenabhängigkeit:** Falls Sie regelmäßig Medikamente einnehmen, machen Sie sich möglicherweise Sorgen über Abhängigkeit oder die hohe Anzahl der Medikamente. Ihr Arzt kann dabei helfen, einen sicheren Plan für die Medikamentenverwendung zu entwickeln.

Fazit

Offenheit und Klarheit sind bei der Behandlung von Migräne besonders wichtig, damit der Arzt die beste Therapie für Sie finden kann. Die Kommunikation mit Ihrem Arzt sollte so detailliert wie möglich sein, um die bestmögliche Behandlung zu finden. Sprechen Sie die Dinge direkt an – und hinterfragen Sie diese auch mal. Nutzen Sie ein Migränetagebuch oder eine Migräne-App, um Muster und Auslöser zu dokumentieren, und sprechen Sie alle Symptome, Behandlungen und Sorgen offen an. Gemeinsam können Sie die richtige Strategie für Ihre Migräne entwickeln, sei es durch medikamentöse oder nicht medikamentöse Behandlungen.

Wie werde ich mein eigener Experte?

Um ein Experte in Bezug auf Ihre Migräne zu werden, ist es wichtig, nicht nur die medizinischen Grundlagen zu verstehen, sondern auch individuell herauszufinden, wie Migräne in Ihrem Fall funktioniert und welche Faktoren sie beeinflussen. Hier ist eine detaillierte Anleitung, wie Sie dieses Ziel schnell erreichen können:

Verstehen Sie die Grundlagen der Migräne

Bevor Sie sich mit den individuellen Aspekten Ihrer Migräne beschäftigen, ist es wichtig, die wissenschaftlichen Grundlagen zu verstehen:

- **Was ist Migräne?** Migräne ist eine neurologische Erkrankung, die in der Regel mit starken, einseitigen Kopfschmerzen, Übelkeit, Erbrechen und Lichtempfindlichkeit einhergeht. Sie kann auch mit sogenannten Aura-Symptomen, zum Beispiel Sehstörungen, Kribbeln, auftreten.

- **Ursachen und Auslöser:** Migräne kann durch verschiedene Faktoren ausgelöst werden, darunter genetische Prädisposition, hormonelle Veränderungen, bestimmte Nahrungsmittel, Schlafmuster, Stress und Umweltfaktoren.

- **Neurobiologie der Migräne:** Die Migräne ist auf eine Überempfindlichkeit des Nervensystems und eine Fehlregulation bestimmter Gehirnprozesse zurückzuführen, insbesondere der Verarbeitung von Schmerz und Reizen.

Beobachten und dokumentieren Sie Ihre Migräne

Um Expertin oder Experte für Ihre eigene Migräne zu werden, ist es unerlässlich, Ihre Symptome genau zu beobachten und zu dokumentieren. Ein Migränetagebuch kann Ihnen helfen, Muster und Auslöser zu erkennen:

- **Häufigkeit und Dauer:** Wie oft tritt die Migräne auf, und wie lange dauert sie?

- **Symptome:** Welche Symptome treten neben den Kopfschmerzen auf, zum Beispiel Übelkeit, Lichtempfindlichkeit, Aura?

- **Auslöser:** Gibt es bestimmte Dinge, die Ihre Migräne auslösen oder verschärfen? Wie zum Beispiel bestimmte Lebensmittel, Wetterwechsel, Stress, Schlafmangel.

- **Medikamenteneinnahme:** Welche Medikamente nehmen Sie ein, und wie gut helfen sie? Wann nehmen Sie sie, und haben sie Nebenwirkungen?

Hilfreiche Tools:

- **Migräne-Apps:** Es gibt verschiedene Apps, die Ihnen helfen können, Ihre Migräne zu verfolgen und Muster zu erkennen.

Erlernen Sie Techniken zur Migräneprophylaxe

Ein wichtiger Teil des Experten-Werdens ist es, präventive Maßnahmen zu ergreifen, um Migräneanfälle zu vermeiden. Dazu gehört:

- **Ernährung:** Achten Sie auf Ihre Ernährung und erkennen Sie dadurch, welche Lebensmittel Auslöser für Ihre Migräne sind. Häufige Auslöser sind zum Beispiel Zitrusfrüchte, Käse oder Alkohol.

- **Schlafgewohnheiten:** Stellen Sie sicher, dass Sie regelmäßige und ausreichende Schlafgewohnheiten pflegen, da Schlafmangel oder Schlafstörungen Migräne begünstigen können.

- **Stressmanagement:** Lernen Sie, mit Stress umzugehen, zum Beispiel durch Meditation, Yoga oder Atemübungen. Stress ist ein häufiger Migräneauslöser.

- **Bewegung:** Mit regelmäßiger Bewegung und sportlicher Betätigung können Sie Migräneanfällen vorbeugen, insbesondere wenn bei Ihnen Migräne durch körperliche Anspannung oder Bewegungsmangel ausgelöst wird.

Präventionsstrategien:

- **Verhaltensänderungen:** Achten Sie auf regelmäßige Essenszeiten, ausreichend Flüssigkeitszufuhr und das Vermeiden von Auslösern.

- **Medikamentöse Prophylaxe:** In manchen Fällen ist es nötig, vorbeugende Medikamente einzunehmen, um die Häufigkeit und Intensität der Migräneanfälle zu verringern. Sprechen Sie mit einem Neurologen über geeignete Präparate, zum Beispiel Betablocker, Antidepressiva, Antikonvulsiva.

Verschiedene Behandlungsmöglichkeiten

Es gibt viele verschiedene Behandlungsansätze für Migräne, sowohl akut als auch präventiv. Als Experte für Ihre Migräne müssen Sie wissen, welche Behandlungsoptionen für Sie am besten geeignet sind:

- **Akute Behandlung:** Dies sind Medikamente, die während eines Migräneanfalls eingenommen werden, um die Symptome zu lindern. Dazu gehören Schmerzmittel wie Ibuprofen, Triptane oder Ergotamine.

- **Prophylaktische Behandlung:** Hierbei handelt es sich um langfristige Therapieansätze, die darauf abzielen, Migräneanfälle zu verhindern. Beispiele sind Betablocker, Antidepressiva oder Antikonvulsiva.

- **Alternative Therapien:** Einige Betroffene finden Erleichterung durch Akupunktur, Massagen, Biofeedback oder bestimmte Nahrungsergänzungsmittel wie Magnesium oder Riboflavin.

Ressourcen:

- **Gespräche mit Fachärzten:** Holen Sie sich regelmäßig Rat bei Neurologen oder Schmerztherapeuten. Sie können Ihnen helfen, die passende Therapie zu finden.

- **Selbsthilfegruppen:** Der Austausch mit anderen Betroffenen in Selbsthilfegruppen oder Foren kann hilfreich sein, um neue Behandlungsmöglichkeiten oder hilfreiche Tipps kennenzulernen.

Bleiben Sie auf dem neuesten Stand der Forschung

Die Forschung zur Migräne entwickelt sich ständig weiter, und es gibt immer neue Erkenntnisse und Behandlungsmöglichkeiten:

- **Wissenschaftliche Artikel und Studien:** Abonnieren Sie Newsletter von medizinischen Fachzeitschriften oder verfolgen Sie aktuelle wissenschaftliche Studien zur Migräne.

- **Neue Medikamente und Therapien:** Informieren Sie sich über neue Medikamente oder innovative Therapien, die in der Migränebehandlung zum Einsatz kommen, wie zum Beispiel CGRP-Antikörper (Calcitonin Gene-Related Peptide), die speziell zur Migränebehandlung entwickelt wurden.

Arbeiten Sie mit Experten zusammen

Da Migräne eine komplexe Erkrankung ist, die sich von Person zu Person stark unterscheiden kann, ist es wichtig, regelmäßig mit Fachleuten zusammenzuarbeiten:

- **Neurologen und Schmerztherapeuten:** Sie können Ihnen helfen, Ihren individuellen Behandlungspfad zu finden und Sie über die neuesten Behandlungsmöglichkeiten informieren.
- **Psychologen oder Verhaltenstherapeuten:** Wenn Stress oder Angst einen Teil Ihrer Migräneanfälle auslösen, kann eine Kognitive Verhaltenstherapie helfen, mit diesen Faktoren besser umzugehen.

Fazit

Um Experte für Ihre Migräne zu werden, müssen Sie sowohl medizinische Grundlagen verstehen als auch Ihre eigene Migräne genau beobachten und analysieren. Sie sollten ein tiefes Wissen über die Mechanismen, Auslöser und Behandlungsmöglichkeiten der Migräne entwickeln, aber auch erkennen, dass Migräne sehr individuell ist. Hören Sie auf sich selbst, denn jedes Migränehirn tickt anders. Die konsequente Beobachtung Ihres Körpers, der Austausch mit Fachleuten und das Testen und Anpassen von Lebensstiländerungen und Medikamenten sind entscheidend, um die Migräne langfristig zu kontrollieren.

Was Sie über Migräne wissen sollten

Ursachen

Die genauen Ursachen der Migräne sind bis heute nicht geklärt. Die Migräne weist eine familiäre Häufung auf. Oft sind weitere Familienmitglieder betroffen, was für eine teilweise genetische Ursache der Migräne spricht. Allerdings gibt es nicht ein einzelnes identifiziertes Gen, sondern eine Kombination von mehreren genetischen Faktoren. Bislang wurde herausgefunden, dass die Wahrscheinlichkeit der Entwicklung einer Migräne zu vierzig bis fünfzig Prozent durch die Vererbung bestimmt wird. Etwa fünfzig Prozent der Betroffenen haben ein Familienmitglied ersten Grades, das ebenfalls unter Migräne leidet.

Forscher gehen davon aus, dass Betroffene eine veränderte Art der Reizverarbeitung haben. Durch die Trigger werden verschiedene Strukturen im Gehirn, die für die Entstehung der Kopfschmerzen verantwortlich sind, beeinflusst. Einige beteiligte Strukturen wurden bereits identifiziert: die Blutgefäße und die Nerven. Wenn diese falsch gereizt werden, kann dies zu unkontrolliertem Nervenfeuern oder direkt zu einem Gewitter im Kopf führen. Dies kann auf andere Strukturen drücken und zu extremen Schmerzen führen. Auch Serotonin, ein sogenannter Neurotransmitter, der wichtige Prozesse im Gehirn kontrolliert und steuert, kann bei einer Fehlfunktion zum Krankheitsgeschehen beitragen.

Symptome

Die Migräne ist eine sehr komplexe neurologische Erkrankung, eine vorübergehende Funktionsstörung des Gehirns. Ihr Hauptsymptom sind wiederkehrende Kopfschmerzattacken, die von neurologischen und vegetativen Störungen begleitet werden können. Bei manchen Betroffenen geht den Schmerzanfällen eine sogenannte Aura voraus.

Symptome der Migräne ohne Aura

Wiederkehrende Kopfschmerzattacken, die vier bis zweiundsiebzig Stunden anhalten können. Bei sechzig Prozent ist nur eine Kopfseite betroffen. Der Schmerz kann jedoch während einer Attacke und von Anfall zu Anfall die Seite wechseln. Da die Schmerzen häufig im Nacken beginnen, vermuten viele Betroffene fälschlicherweise, dass die Schmerzen von der Halswirbelsäule ausgehen. Der Schmerz hat meist einen pulsierenden, pochenden Charakter. Er ist von mittlerer bis hoher Intensität und wird bei körperlicher Aktivität stärker. Typische Begleiterscheinungen sind Übelkeit und Erbrechen. Die Betroffenen reagieren empfindlich auf Licht, Geräusche und Gerüche, haben ein allgemeines Krankheitsgefühl.

Symptome der Migräne mit Aura

An dieser Form leiden etwa zehn bis fünfzehn Prozent der Betroffenen. Bei ihr gehen der Schmerzattacke neurologische Ausfallserscheinungen und Störungen voraus. Diese können bis zu sechzig Minuten anhalten. Innerhalb einer Stunde setzt bei den meisten der typische Kopfschmerz ein.

Die Aura ist eine Folge der Erschöpfung des Nervensystems. Sie äußert sich in Form von neurologischen Störungen wie: Seh- und Sprachstörungen, zum Beispiel ein eingeschränktes Gesichtsfeld mit Flimmern und Blitzen vor den Augen, verschwommene Umrisse und blinde, dunkle Flecken, Sehen von Doppelbildern. Missempfindungen wie Kribbeln in den Fingerspitzen, Lähmungen, Koordinationsstörungen, zum Beispiel Schwindel, Gangunsicherheit, Störungen von Sprache oder Bewusstsein.

Attacke

Eine Migräneattacke kündigt sich oft schon vier bis achtundvierzig Stunden im Voraus an. Vorboten, die nicht mit Ursachen verwechselt werden dürfen, können sein: Kreativität, Hochstimmung, Müdigkeit, Reizbarkeit, Niedergeschlagenheit, Energielosigkeit, Heißhunger, zum Beispiel auf Schokolade, Frieren, Schwitzen et cetera. Die Migräneattacke selbst beginnt typischerweise am Morgen und dauert zwischen vier und zweiundsiebzig Stunden an. Der Schmerz ist pulsierend, pochend, hämmernd und einseitig lokalisiert. Durch körperliche Aktivitäten wird er meistens verstärkt. Die Schmerzintensität ist mittel bis sehr stark. Hinzu kommen meist Übelkeit bis hin zum Erbrechen sowie eine Überempfindlichkeit gegenüber Licht, Lärm und Gerüchen.

Vier Phasen der Migräne

Eine Migräneattacke tritt meist in vier Phasen auf, die deutlich voneinander zu unterscheiden sind.

1. Prodromalphase

Die bereits erwähnten Vorboten definieren die erste Phase, die sogenannte Prodromalphase. Zu den häufigsten Vorboten zählen unter anderem vermehrte Reizbarkeit, Stimmungsschwankungen, Müdigkeit, verändertes Essverhalten, Nackensteifigkeit, Verdauungsprobleme und Konzentrationsstörungen. Diese Phase kann der Migräneattacke einige Stunden bis zu zwei Tagen vorausgehen und betrifft etwa ein Drittel der Betroffenen. In dieser Phase sollten Sie unbedingt Medikamente gegen Migräne im Haus oder in der Nähe haben. Denn in den zwei folgenden Phasen, der Aura- und Kopfschmerzphase, sind Sie im schlimmsten Fall völlig außer Gefecht gesetzt.

2. Aura-Phase

Während dieser Phase leiden die Betroffenen an vorübergehenden neurologischen Symptomen. Typische Symptome sind unter anderem Sehstörungen und das charakteristische Flimmern vor den Augen, gefolgt von einer starken Licht- und Geräuschempfindlichkeit. Betroffene können auch ein Kribbeln in Gliedmaßen und Gesicht oder Beeinträchtigungen des Gleichgewichts verspüren. Diese Symptome bilden sich wieder zurück. Sie finden zeitgleich oder zeitnah, innerhalb einer Stunde, zu den Migräne- beziehungsweise Kopfschmerzen statt. Diese Aura-Phase kann die Dauer von bis zu einer ganzen Stunde haben und betrifft bis zu einem Drittel der Betroffenen. Wenig Zeit, um sich am Arbeitsplatz abzumelden und nach Hause zu fahren!

3. Kopfschmerzphase

In dieser Phase setzen die Kopfschmerzen ein und nehmen an Intensität zu. Begleitet werden sie durch weitere Symptome wie Übelkeit, Erbrechen und Lichtempfindlichkeit. Diese Phase kann ohne Behandlung oder bei nicht anschlagender Behandlung zwischen vier und zweiundsiebzig Stunden anhalten.

4. Erholungsphase

Auch nach einer Migräneattacke sind Betroffene bis zu zwei Tage erschöpft und schmerzempfindlich. Dies kann sich beispielsweise in einer erhöhten Berührungsempfindlichkeit der Kopfhaut äußern. Auch plötzliche, stechende Schmerzen sind in dieser Phase immer noch möglich. Viele Betroffene benötigen in dieser Zeit deutlich mehr Schlaf. Die durchschnittliche Dauer der Erholungsphase liegt bei circa vierundzwanzig Stunden. Bei Betroffenen, die grundsätzlich auch eine Aura haben, kann die Erholungsphase sogar bis zu vierzehn Tagen dauern.

Diagnostik

Es gibt keinen Schnelltest und auch keine apparative Untersuchung, um eine Migräne zu diagnostizieren. Der Arzt stellt die Diagnose vielmehr aufgrund eines Gespräches mit dem Betroffenen, einer sogenannten Anamnese, sowie nach einer ausführlichen klinischen und neurologischen Untersuchung. Bei dem Gespräch fragt der Arzt nach den Symptomen, der Schwere und Häufigkeit der Migräneattacken, nach Begleitsymptomen und dem Medikamentenkonsum.

Das charakteristische Merkmal einer Migräneattacke ist der meist einseitig auf eine Kopfhälfte beschränkte, pochende, pulsierende oder stechende Schmerz, oft in Verbindung mit Übelkeit, Erbrechen, Licht-, Lärm- und Geruchsempfindlichkeit. Hilfreich für Diagnose und Therapie ist es, über einen Zeitraum von zwei bis sechs Monaten ein Kopfschmerztagebuch oder einen Kopfschmerzkalender zu führen. Als Betroffener sollten Sie Zeitpunkt, Art, Stärke, Dauer, Begleiterscheinungen, mögliche Auslöser und eventuelle Medikation der Kopfschmerzen genauestens dokumentieren. Damit können Sie Ihrem Arzt ein detailliertes Bild Ihrer Beschwerden geben.

Apparative Diagnoseverfahren, wie unter anderem CT, MRT et cetera, sind nur dann erforderlich, wenn der Arzt einen begründeten Verdacht auf andere Kopfschmerzursachen hat.

Therapien

Eine Migräne ist ursächlich nicht heilbar. Doch sie kann in den meisten Fällen erfolgreich behandelt werden. Am wirksamsten ist eine ausgewogene Kombination von medikamentösen und nicht medikamentösen sowie speziellen verhaltenstherapeutischen Strategien. Denn die Lebensführung eines Betroffenen beeinflusst Stärke und Häufigkeit der Attacken. Die meisten benötigen eine medikamentöse Behandlung während einer Migräneattacke, die sogenannte Akutbehandlung. Treten die Attacken häufiger als dreimal pro Monat auf oder sprechen auf eine Akutbehandlung schlecht an, ist eine prophylaktische Therapie sinnvoll.

Allgemeine Maßnahmen bei einer Attacke

Wenn möglich, sollten sich Betroffene bei einem Anfall in einen abgedunkelten, geräuscharmen Raum zurückziehen. Vielen hilft Schlaf. Auch eine Kühlkompresse oder ein Eisbeutel ist sinnvoll.

Die Migräne-Therapie wird individueller

Die Auswahl zwischen den verschiedenen Triptanen in verschiedenen Dosierungen und Darreichungsformen ermöglicht es dem

Arzt, die Therapie auf die individuellen Bedürfnisse eines Betroffenen zuzuschneiden. Triptane gibt es als Tablette, als Zäpfchen, als Nasenspray und zum Injizieren unter die Haut sowie als Schmelztablette. Es gibt stärker und schwächer wirkende Triptane, was auch Einfluss auf ihr Nebenwirkungsprofil hat.

Grundsätzlich können als Nebenwirkungen bei allen Triptanen beispielsweise Engegefühle in der Brust und Empfindungsstörungen an den Extremitäten auftreten. Ebenso kehrt bei den Triptanen bei lang andauernden Attacken der Kopfschmerz wieder. Dann ist eine zweite Dosis erforderlich. Triptane sind kontraindiziert unter anderem bei schlecht behandelbarem Bluthochdruck, koronarer Herzerkrankung, Angina pectoris, nach einem Herzinfarkt, bei arterieller Verschlusskrankheit, nach beziehungsweise bei Risiko für einen Schlaganfall. Da auch die neuen Triptane wie alle Schmerz- und Migränemedikamente bei Migränikern Kopfschmerzen verursachen können, wenn sie zu häufig eingenommen werden, sollten diese Substanzen höchstens an zehn Tagen im Monat eingesetzt werden.

Ein kleiner Lichtblick und erst seit wenigen Jahren auf dem Markt sind sogenannte monoklonale Antikörper. Das ist ein Fertigpen und/oder eine Fertigspritze, die zur subkutanen Anwendung nur einmal pro Monat gespritzt werden kann.

Nicht medikamentöse Behandlungsmethoden

Neben den allgemeinen Maßnahmen, wie einer sanften Massage von Gesicht und Kopfhaut, die im Einzelfall einen Migräneanfall beeinflussen kann, gibt es keine nicht medikamentösen Maßnahmen, die eine akute Attacke lindern können. Gleichwohl sind diese Methoden sehr wichtig. Sie werden jedoch zur Vorbeugung eingesetzt, da Betroffene mit diesen Verfahren Häufigkeit und Schwere der Attacken günstig beeinflussen können.

Vorbeugende Maßnahmen

Betroffene können selbst dazu beitragen, dass ihre Schmerzattacken seltener auftreten und schwächer ausfallen. Wenn beispielsweise die individuellen Triggerfaktoren bekannt sind, etwa Alkohol, Wechsel im Schlaf-Wach-Rhythmus oder Stress, sollte man versuchen, diese zu vermeiden.

Als wirksam zur Vorbeugung haben sich auch moderate Ausdauersportarten wie Joggen, Schwimmen oder Radfahren erwiesen. Entspannungsübungen, etwa wie die Progressive Muskelrelaxation nach Jacobson, reduzieren die »Schmerzanfälligkeit« des ganzen Organismus. Besonders erfolgreich sind diese Methoden, wenn sie mit psychologisch-verhaltensmedizinischen Maßnahmen, etwa einem Stress- und Schmerzbewältigungstraining, kombiniert werden.

Das Erleben von Stress hängt nicht von äußeren Bedingungen, sondern von der eigenen Einschätzung der Situation und der eigenen Handlungsfähigkeit ab. Darum lernen Betroffene in solchen Programmen, ihre persönlichen Stressfaktoren zu erkennen und diesen gezielt entgegenzuwirken. Dazu gehört auch, jene Ressourcen zu nutzen, die Kraft und Freude schenken.

Strategien zur Schmerzbewältigung können den Betroffenen helfen, die Schmerzen erträglicher zu machen. Sie lernen, ihre Aufmerksamkeit weg vom Schmerz auf angenehme Dinge zu lenken. Mitunter hilft es auch, sich vom Schmerz zu distanzieren und ihn gleichsam wie unter dem Mikroskop von außen zu betrachten. Die Betroffenen trainieren auch Methoden, die ihnen das Gefühl des Ausgeliefertseins nehmen können.

Erfolgreich eingesetzt werden kann auch das Vasokonstriktionstraining, auch Gefäßverengungstraining genannt, eine spezifische Form der Biofeedback-Behandlung, die sehr häufig in Kombination mit Schmerzbewältigungstechniken eingesetzt wird.

Untersuchungen belegen, dass solche nicht medikamentösen Strategien zu einer deutlichen Verringerung des Medikamentenkonsums beitragen, die Befindlichkeit der Betroffenen verbessern und die Häufigkeit von Kopfschmerzen reduzieren.

Medikamente zur Prophylaxe

Wenn Betroffene mindestens drei Attacken pro Monat haben, die auf eine Akutbehandlung nicht ausreichend reagieren, wenn sie Attacken als unerträglich empfinden oder wenn die Akutbehandlung nicht tolerable Nebenwirkungen verursacht, ist neben den nicht medikamentösen Strategien eine medikamentöse Prophylaxe sinnvoll. Diese Behandlung hat das Ziel, die Häufigkeit, Dauer und Schwere der Migräneattacken zu reduzieren. Wenn sie greift, lassen sich Anfallshäufigkeit, Intensität und Dauer um mindestens die Hälfte reduzieren.

Bei den Medikamenten, die zur Prophylaxe eingesetzt werden, handelt es sich in erster Linie nicht um Schmerz- oder Migränemittel, sondern um bestimmte Betablocker-Substanzen. Diese dienen eigentlich zur Senkung des Blutdrucks und der Schlagfolge des Herzens und gehören zur Gruppe der Kalziumantagonisten. Es gibt auch noch verschiedene weitere Substanzen, die Ärzte als Mittel der zweiten Wahl verordnen können.

Allerdings brauchen Betroffene und Ärzte mehrere Wochen Geduld, bis deutlich erkennbar ist, ob eine medikamentöse Prophylaxe wirkt. Dies kann bis zu drei Monaten dauern. In dieser Zeit kann es geschehen, dass die Migräniker zwar unter Nebenwirkungen dieser Substanzen wie Müdigkeit, Schwindel, Magen-Darm-Beschwerden leiden, aber noch keine positive Wirkung auf ihre Attacken verspüren, da die therapeutische Wirkung erst verzögert eintritt. Eine erfolgreiche Prophylaxe sollte mindestens ein halbes Jahr lang erfolgen. Spätestens nach zwölf Monaten muss überprüft werden, ob die Behandlung auch weiterhin noch erforderlich ist.

Weitere Methoden zur Prophylaxe

Umstritten ist die Wirksamkeit der Akupunktur. Zwar gibt es Untersuchungen, die Hinweise auf eine Wirksamkeit liefern. Werden jedoch an diese die gleichen Anforderungen gestellt wie bei einer medikamentösen Behandlung, ist die Akupunktur nicht wirksam. Ebenso gibt es aufgrund wissenschaftlicher Studien keinen Hinweis, dass die Homöopathie wirksam ist.

Bei den pflanzlichen Wirkstoffen gibt es Hinweise, dass Fieberkraut möglicherweise wirksam sein kann. Dies wird derzeit im Rahmen einer wissenschaftlichen Studie geprüft. Zum Effekt von Pestwurz gibt es bislang keine Veröffentlichungen in wissenschaftlichen Zeitschriften, die diese Wirksamkeit belegen.

Migräne und Hormone

Migräne gilt noch immer als typisches Frauenleiden. Richtig ist, dass Frauen häufiger als Männer über Migräne klagen. Ein Vorurteil ist hingegen die Annahme, die Betroffenen seien nur wehleidiger. Denn zu den möglichen Auslösern unter der Schädeldecke, den sogenannten Triggerfaktoren, gehört das Auf und Ab von Geschlechtshormonen. Darum ist bis zur Pubertät die Migräne bei Jungen und Mädchen gleich häufig, erst danach verändert sich das Muster zu Ungunsten der Frauen. Sie sind dann dreimal häufiger betroffen als Männer. Erst nach den Wechseljahren verändert sich das Muster wieder, und Frauen leiden dann »nur« noch doppelt so häufig wie Männer unter Migräne.

Ursache von hormonell bedingten Kopfschmerzen ist der Abfall des weiblichen Geschlechtshormons Östrogen im Blut. Ebenso gibt es Hinweise, dass die weiblichen Geschlechtshormone die Verarbeitung schmerzhafter Reize im Gehirn beeinflussen. Darüber hinaus machen hormonell bedingte psychische Veränderungen, die bei Frauen vor der Regelblutung entstehen, gegenüber Stressfaktoren empfindlicher und können eine Attacke auslösen.

Die menstruelle Migräne

Etwa vierzehn Prozent aller Migränikerinnen leiden an einer sogenannten »menstruellen Migräne«. Ihre Attacken treten in den meisten Fällen kurz, etwa zwei Tage vor der Regelblutung, auf. Bei einigen Frauen setzen die Schmerzen erst während der Menstruation ein. Zwei Tage nach der Regelblutung ist der böse Spuk vorüber. Doch im Einzelfall kann eine Attacke auch bis zu sieben Tage anhalten. Zumeist handelt es sich um eine Migräne ohne Aura, also ohne vorausgehende neurologische Ausfallserscheinungen wie unter anderem Sehstörungen oder Taubheitsgefühle im Gesicht.

Die Behandlung unterscheidet sich nicht wesentlich von der einer »normalen« Migräne. Es muss jedoch berücksichtigt werden, dass die Attacken während der Menstruation oft länger und intensiver sind. Darum sind die Triptane die Mittel der ersten Wahl zur Akuttherapie bei menstrueller Migräne.

Migräne und »Die Pille«

Ob eine hormonelle Schwangerschaftsverhütung, also die »Pille«, eine Migräne positiv oder negativ beeinflusst, ist unklar. Einige wissenschaftliche Untersuchungen belegen eine Verschlechterung der Migräne durch die Einnahme der Antibabypille, andere zeigen eine Verbesserung. Deshalb kann man den betroffenen Frauen momentan nur empfehlen, unter fachärztlicher Anleitung genau zu testen, welchen Einfluss das Absetzen der Pille beziehungsweise die kontinuierliche Einnahme möglichst eines Einphasenpräparats auf ihre Kopfschmerzen hat. Erst wenn durch weitere klinische Untersuchungen klar ist, wie sich die verschiedenen Hormonpräparate auf Kopfschmerzen auswirken, sind allgemeingültige Aussagen möglich.

Migräne und Schwangerschaft

Werden Migränikerinnen erstmals schwanger, bessern sich die Beschwerden in den meisten Fällen oder verschwinden sogar ganz. Oft kommen die Attacken aber nach der Geburt des Kindes wieder. Bei der Behandlung während der Schwangerschaft sollten zunächst alle nicht medikamentösen Maßnahmen ausgeschöpft werden. Dazu gehören beispielsweise Akupunktur, Entspannungstechniken oder Lymphdrainage. Zur Vorbeugung von Attacken kann neben den bewährten psychologisch-verhaltensmedizinischen Methoden Magnesium eingesetzt werden. Aber auch Betablocker können verschrieben werden. Als Medikament der ersten Wahl zur Bekämpfung akuter Kopfschmerzen, auch während der Stillzeit, gilt Paracetamol. Bei Übelkeit und Erbrechen helfen Antiemetika. Nach dem Ende des ersten Schwangerschaftsdrittels kann auch Acetylsalicylsäure eingesetzt werden. Alle anderen Medikamente sind in der Schwangerschaft kontraindiziert. Darum sollte eine medikamentöse Therapie nur unter strikter ärztlicher Anleitung erfolgen.

Migräne kann nach den Wechseljahren besser werden

Die weit verbreitete Annahme, dass eine Migräne in oder nach der Menopause verschwindet, ist unklar. Zwar bessert sich eine Migräne bei sechzig Prozent der Frauen, doch bei den übrigen bleibt sie unverändert oder wird sogar schlimmer. Andere Untersuchungen belegen, dass vor den Wechseljahren etwa fünfzehn Prozent aller Frauen und nach der Menopause immerhin noch etwa neun Prozent Migräne haben.

Eine operative Entfernung der Gebärmutter oder der Eierstöcke, um eine Migräne zu bekämpfen, ist keinesfalls zu empfehlen: Die Migräne ist danach eher häufiger als zuvor und verschlechtert sich sogar bei vierzig bis sechzig Prozent der Frauen.

Migräne bei Kindern

Kinder haben oftmals andere Symptome als Erwachsene. Wenn Kinder über Kopfschmerzen klagen, können sie häufig den Schmerzort nicht genau angeben oder den Schmerz nicht beschreiben, was die Diagnostik zusätzlich erschwert. Wenn Kopfschmerzen oder die typischen Beschwerden bei Kindern regelmäßig zwei- bis dreimal pro Monat auftreten, sollten Eltern und Ärzte darum immer auch an eine kindliche Migräne denken. Denn nur wenn eine exakte Diagnose gestellt wird, kann die Qual im Kopf gelindert werden.

Migräne-Symptome im Kindesalter

Der Schmerz ist zumeist nicht nur auf eine Kopfseite beschränkt, sondern betrifft beide Seiten und die Stirn. Die Attacken sind kürzer als bei Erwachsenen, dauern aber mindestens eine Stunde. Typisch für Kinder sind periodisch auftretende Beschwerden wie Übelkeit, Bauchschmerzen und Erbrechen, die in seltenen Fällen auch alleine, also ohne Kopfschmerzen, auftreten können. Mitunter wird in solchen Fällen der Blinddarm entfernt, weil Eltern und Ärzte diesen für die Ursache halten. Auch hinter einem heftigen Drehschwindel mit Erbrechen kann sich bei Kindern eine Migräne verbergen. Die migränetypischen Begleiterscheinungen wie bei Erwachsenen, dazu zählen Übelkeit und Erbrechen, nehmen erst mit dem Alter zu. Auch bei Kindern kann es vor einer Migräneattacke zu neurologischen Ausfällen kommen. Oft berichten Kinder von »phantasievollen Bildern« wie bei Alice im Wunderland.

Bei Kindern haben nicht medikamentöse Therapieverfahren Vorrang. Vor allem spezielle Entspannungstechniken und Biofeedback-Methoden, die auch Kinder schon lernen können, sind in der Lage, die Häufigkeit und Schwere der Attacken zu reduzieren. Hat das Kind Beschwerden, helfen vor allem Ruhe und etwas Schlaf im abgedunkelten Zimmer. Wenn Medikamente erforderlich sind, können die Eltern nach Rücksprache mit dem Arzt Paracetamol oder Acetylsalicylsäure geben.

In schweren Fällen können auch Medikamente zur Migräneprophylaxe eingesetzt werden. Dabei handelt es sich jedoch nicht um Schmerzmittel. Allerdings sollten solche Arzneimittel ausschließlich von Kopfschmerz-Spezialisten nach einer gründlichen Diagnostik verordnet werden. Neben einer körperlichen Untersuchung und ausführlichen Gesprächen mit Kind und Eltern gehört dazu vor allem die Auswertung eines Kopfschmerztagebuchs.

Neue Therapieoptionen

Migräne und Kopfschmerzen – für viele Betroffene eine ständige Herausforderung, die das Leben oft stark einschränkt. Doch in den letzten Jahren hat sich die Forschung auf diesem Gebiet enorm weiterentwickelt. Neue Therapieansätze und Behandlungsmöglichkeiten bieten nun Hoffnung auf eine spürbare Verbesserung der Lebensqualität. Wir werfen hier einen gemeinsamen Blick auf die aktuellsten und vielversprechendsten Therapien, die dabei helfen können, Migräne und Kopfschmerzen in den Griff zu bekommen.

CGRP-Antikörper (Monoklonale Antikörper)

Eine der revolutionärsten Entwicklungen in der Migräne-Therapie sind monoklonale Antikörper, die den sogenannten CGRP (Calcitonin Gene-Related Peptide) Rezeptor blockieren. CGRP ist ein Protein, das bei Migräne eine Schlüsselrolle spielt, indem es Entzündungen in den Blutgefäßen im Gehirn auslöst. Diese Antikörper verhindern die Wirkung von CGRP und können so die Häufigkeit und Intensität von Migräneanfällen erheblich reduzieren. Zu den bekanntesten Medikamenten gehören:

- Erenumab (Aimovig)
- Fremanezumab (Ajovy)
- Galcanezumab (Emgality)

Diese Medikamente werden in der Regel einmal im Monat injiziert und bieten eine wirksame präventive Behandlung. Erfahrungen haben gezeigt, dass viele Betroffene mit diesen Therapien eine spürbare Verringerung der Migräneanfälle und eine Verbesserung der Lebensqualität erleben. Diese Therapie ist besonders vielversprechend für Menschen mit chronischer Migräne, die auf herkömmliche Medikamente nicht ausreichend ansprechen.

Botulinumtoxin (Botox)

Botox ist nicht nur für kosmetische Behandlungen bekannt, sondern hat sich auch als wirksame Therapie bei chronischer Migräne etabliert. Bei dieser Behandlung wird Botulinumtoxin in bestimmte Muskelgruppen im Kopf- und Nackenbereich injiziert. Es wirkt, indem es die Freisetzung von Schmerzsignalen hemmt und die Überaktivität von Nerven blockiert, die Migräne auslösen können.

Die Anwendung erfolgt in der Regel alle drei Monate. Erfahrungen haben gezeigt, dass Botox die Häufigkeit und Schwere von Migräneanfällen signifikant reduzieren kann. Besonders bei Menschen mit chronischer Migräne hat sich diese Therapie als effektiv erwiesen. Sie bietet eine vielversprechende Option für Betroffene, die keine andere medikamentöse Behandlung vertragen oder auf diese nicht ausreichend ansprechen.

Neuromodulationstherapien

Neuromodulation ist ein innovativer Ansatz, der mithilfe von elektrischen Impulsen die Aktivität bestimmter Nervenbahnen im Gehirn oder im Kopfbereich beeinflusst. Es gibt verschiedene Formen der Neuromodulation, die zur Behandlung von Migräne eingesetzt werden, darunter:

- **Transkranielle Magnetstimulation (TMS):** Hierbei werden magnetische Impulse auf das Gehirn gerichtet, um die neuronale Aktivität zu verändern. TMS kann sowohl zur akuten Behandlung von Migräne als auch zur Prävention eingesetzt werden. Es ist eine nicht invasive Methode, die Betroffene zu Hause durchführen können.

- **Transkutane elektrische Nervenstimulation (TENS):** Bei dieser Methode werden über Elektroden leichte elektrische Impulse an bestimmte Nerven im Kopfbereich abgegeben. Die Impulse sollen die Schmerzsignale im Gehirn blockieren und so die Migräne lindern. Diese Methode wird häufig in der akuten Migränebehandlung eingesetzt und kann den Bedarf an Schmerzmitteln verringern.

- **Vagusnerv-Stimulation (VNS):** Bei dieser Methode wird ein kleines Gerät unter der Haut am Hals implantiert, das elektrische Impulse an den Vagusnerv sendet, der mit dem Gehirn verbunden ist. VNS kann Migräneanfälle vorbeugen und deren Schwere verringern. Diese Therapie ist besonders für Betroffene mit schwerer chronischer Migräne geeignet.

Medikamentöse Akutbehandlung – neue Ansätze

Die Akutbehandlung von Migräne hat in den letzten Jahren ebenfalls Fortschritte gemacht. Während Triptane immer noch eine der häufigsten Behandlungsmöglichkeiten bei akuten Migräneanfällen darstellen, gibt es mittlerweile auch neue Medikamente, die gezielt wirken und eine schnellere Linderung verschaffen können.

- **CGRP-Antagonisten:** Medikamente wie Atogepant (Aquipta), Rimegepant (Vyepti) und Ubrogepant (Ubrelvy) blockieren den CGRP-Rezeptor direkt und können Migräneanfälle schnell lindern. Diese Medikamente wirken innerhalb von dreißig bis sechzig Minuten und bieten eine gute Alternative zu Triptanen, insbesondere für Betroffene, die diese nicht vertragen oder bei denen Triptane nicht ausreichend wirken.

- **Lasmiditan (Reyvow):** Dieses Medikament ist ein sogenannter »Serotonin-1F-Rezeptor-Agonist« und wirkt direkt auf die Serotonin-Rezeptoren im Gehirn. Lasmiditan hat sich als wirksam bei der Linderung akuter Migräneanfälle erwiesen und hat im Gegensatz zu Triptanen keine negativen Auswirkungen auf das Herz-Kreislauf-System, was es für Betroffene mit entsprechenden Vorerkrankungen zu einer interessanten Option macht.

Verhaltenstherapie und Achtsamkeit

Neben medikamentösen Behandlungen gewinnen auch psychologische und verhaltenstherapeutische Ansätze immer mehr an Bedeutung. Erfahrungen zeigen, dass Stress ein wesentlicher Auslöser für Migräneanfälle sein kann, weshalb Methoden zur Stressbewältigung und Entspannung entscheidend sein können.

- **Kognitive Verhaltenstherapie (CBT):** Diese Therapieform hilft Migränikern, ihre Denkmuster und Verhaltensweisen zu verändern, die mit der Krankheit zusammenhängen. Sie unterstützt dabei, stressige Situationen besser zu meistern und die Wahrnehmung von Schmerz zu beeinflussen. CBT hat sich als besonders effektiv in der langfristigen Migräneprävention erwiesen.

- **Achtsamkeitstraining und Meditation:** Achtsamkeitstechniken helfen dabei, den Fokus vom Schmerz wegzulenken und eine positive Einstellung zum eigenen Körper und zur Krankheit zu entwickeln. Erfahrungen haben gezeigt, dass Achtsamkeit bei der Reduzierung von Migräneanfällen und bei der Linderung der Schmerzintensität eine wertvolle Unterstützung bieten kann.

Ernährungstherapie und Nahrungsergänzungsmittel

Die richtige Ernährung spielt eine entscheidende Rolle im Umgang mit Migräne. Einige Nahrungsergänzungsmittel und spezielle Diäten haben in der Migränebehandlung positive Ergebnisse gezeigt:

- **Magnesium:** Ein Mangel an Magnesium wird häufig mit Migräneanfällen in Verbindung gebracht. Magnesiumpräparate können helfen, die Zahl der Anfälle zu verringern und den Schmerz zu lindern.

- **Riboflavin (Vitamin B2):** Erfahrungen haben gezeigt, dass eine ausreichende Versorgung mit Vitamin B2 helfen kann, Migräneanfälle zu verhindern. Riboflavin ist besonders hilfreich für Betroffene, die unter häufigen Migräneanfällen leiden.

- **Coenzym Q10:** Dieses Antioxidans hat sich als hilfreich erwiesen, um Migräneanfälle zu reduzieren und die allgemeine Energieproduktion der Zellen zu unterstützen.

Fazit

Die Behandlung von Migräne und Kopfschmerzen hat sich in den letzten Jahren erheblich weiterentwickelt. Mit den neuesten therapeutischen Ansätzen – von innovativen Medikamenten über Neuromodulationstechniken bis hin zu psychologischen Methoden – gibt es heute viele Wege, die die Lebensqualität von Migränikern verbessern können.

Es ist wichtig, gemeinsam mit einem Arzt die Therapie zu finden, die am besten zu den eigenen Bedürfnissen und Lebensumständen passt. Die medizinische Forschung hat uns eine Vielzahl von Möglichkeiten eröffnet, die einen Schritt in eine Zukunft ohne die ständige Last der Migräne ermöglichen – und das ist eine Zukunft, die es sich zu erkämpfen lohnt.

Migränearten und ihre Verläufe

Migräne ist nicht gleich Migräne – es gibt unterschiedliche Arten von Migräne, die sich in ihren Symptomen, Auslösern und Behandlungsansätzen unterscheiden. Diese Unterschiede zu verstehen, ist entscheidend, um eine effektive Behandlung zu finden und den Alltag besser zu gestalten. Ich gebe hier einen Überblick über die verschiedenen Migränearten.

Klassische Migräne (Migräne mit Aura)

Die klassische Migräne, auch als Migräne mit Aura bezeichnet, ist eine der bekanntesten Formen. Sie ist durch die sogenannten »Aura«-Symptome gekennzeichnet, die dem Migräneanfall vorausgehen können.

Symptome:

- Aura: Visuelle Störungen wie Blitze, Zickzacklinien, verschwommenes Sehen oder sogar vorübergehender Verlust des Sehvermögens. Manchmal können auch sensorische Störungen wie Taubheit oder Kribbeln in den Gliedmaßen auftreten.
- Starke Kopfschmerzen, meist einseitig, die mit Übelkeit, Erbrechen, Licht- und Geräuschempfindlichkeit einhergehen.
- Konzentrationsstörungen und allgemeines Unwohlsein.
- Die Aura kann bis zu sechzig Minuten andauern, bevor die eigentlichen Kopfschmerzen beginnen.

Ursachen und Auslöser:

Die genaue Ursache der klassischen Migräne mit Aura ist noch nicht vollständig verstanden, aber es wird angenommen, dass Veränderungen in der Gehirnaktivität und der Blutzirkulation zu den Aura-Symptomen führen. Häufige Auslöser sind Stress, hormonelle Schwankungen, wie zum Beispiel die Menstruation, bestimmte Lebensmittel und Schlafmangel.

Migräne ohne Aura

Die Migräne ohne Aura ist die häufigste Form der Migräne und tritt ohne die visuellen oder neurologischen Symptome einer Aura auf. Sie ist oft genauso schmerzhaft wie die klassische Migräne, aber ohne die vorab auftretenden Störungen.

Symptome:

- Starke, pochende Kopfschmerzen, die meist einseitig sind, aber auch beidseitig auftreten können.
- Begleitsymptome wie Übelkeit, Erbrechen, Licht- und Geräuschempfindlichkeit.

- Die Kopfschmerzen können mehrere Stunden bis zu 72 Stunden andauern und machen oft jegliche körperliche Aktivität nahezu unmöglich.

Ursachen und Auslöser:
Wie bei der klassischen Migräne können auch hier hormonelle Schwankungen, Stress, bestimmte Nahrungsmittel wie zum Beispiel Käse, Schokolade, Alkohol oder Umweltfaktoren wie grelles Licht oder hohe Lautstärke Auslöser sein. Es gibt auch genetische Prädispositionen, die das Risiko für Migräne erhöhen können.

Hemiplegische Migräne

Die hemiplegische Migräne ist eine seltene, aber schwere Form der Migräne, die mit neurologischen Symptomen einhergeht, die einer vorübergehenden Lähmung ähneln. Diese Migräneart ist mit schwerwiegenden neurologischen Ausfällen verbunden und kann sowohl Kinder als auch Erwachsene betreffen.

Symptome:
- Plötzliche Lähmungserscheinungen auf einer Seite des Körpers, die der Migräne sehr ähnlich sind, wie bei einem Schlaganfall.
- Aura mit verschiedenen neurologischen Symptomen wie Taubheitsgefühlen, Sprach-, Seh- oder Gleichgewichtsstörungen.
- Starke Kopfschmerzen, oft begleitet von Übelkeit und Erbrechen.

Ursachen und Auslöser:
Hemiplegische Migräne ist häufig genetisch bedingt. Sie tritt in Familien auf, in denen bereits Migräneerkrankungen vorkommen. Auslöser können wie bei anderen Migränearten Stress, Schlafmangel und hormonelle Veränderungen sein.

Chronische Migräne

Chronische Migräne beschreibt eine Migräne-Form, bei der die Kopfschmerzen an mehr als fünfzehn Tagen im Monat über einen Zeitraum von mehr als drei Monaten auftreten. Diese Form ist besonders belastend, da die Migräne praktisch den gesamten Alltag beeinträchtigt.

Symptome:

- Häufige, wiederkehrende Migräneanfälle, die an mehr als der Hälfte der Tage im Monat auftreten.
- Die Symptome ähneln denen der Migräne ohne Aura, jedoch sind die Kopfschmerzen weniger intensiv als bei den episodischen Anfällen.
- Die chronische Migräne kann durch Medikamentenmissbrauch oder eine unzureichende Behandlung von Migräneanfällen begünstigt werden.

Ursachen und Auslöser:
Chronische Migräne kann durch eine langfristige, unzureichende Behandlung der Migräne verschärft werden. Stress, Schlafprobleme und eine ungesunde Lebensweise können die Entwicklung einer chronischen Migräne begünstigen.

Menstruelle Migräne

Menstruelle Migräne betrifft Frauen typischerweise während der Menstruation oder in den Tagen davor. Diese Form der Migräne ist hormonell bedingt und tritt häufig bei Frauen auf, die in den Jahren um die Menopause eine erhöhte Migräneanfälligkeit haben.

Symptome:

- Starke Kopfschmerzen, die häufig mit Übelkeit und Empfindlichkeit gegenüber Licht und Geräuschen einhergehen. Diese Migräne-Form tritt in der Regel nur während der Menstruation oder im Zusammenhang mit hormonellen Schwankungen auf.
- Pochende, einseitige Kopfschmerzen, die mehrere Tage anhalten können.

Ursachen und Auslöser:

Hormonelle Veränderungen während des Menstruationszyklus, insbesondere der Rückgang des Östrogenspiegels, sind die Hauptursache für menstruelle Migräne. Auch Stress und Schlafmangel können die Symptome verstärken.

Clusterkopfschmerzen

Obwohl Clusterkopfschmerzen keine Migräne im klassischen Sinne sind, werden sie oft mit Migräne verwechselt, da sie ähnliche Schmerzsymptome aufweisen. Clusterkopfschmerzen sind extrem schmerzhafte, einseitige Kopfschmerzen, die in kurzen, aber sehr intensiven Perioden, den »Clustern«, auftreten.

Symptome:

- Extrem starke, brennende Kopfschmerzen, die meist hinter einem Auge auftreten.
- Schwellungen und Rötung im Auge, häufig begleitet von tränenden Augen und einer laufenden Nase auf der betroffenen Seite.
- Die Clusterkopfschmerzen treten in regelmäßigen Abständen auf, oft in einer Reihe von mehreren Tagen oder Wochen, und verschwinden dann für längere Zeit.

Ursachen und Auslöser:
Die genaue Ursache von Clusterkopfschmerzen ist noch nicht vollständig geklärt, aber sie stehen mit dem Hypothalamus, dem Teil des Gehirns, der für den Tag-Nacht-Rhythmus verantwortlich ist, in Verbindung. Stress und Alkohol können als Auslöser wirken.

Retinale Migräne

Die retinale Migräne ist eine seltene Form der Migräne, bei der Sehstörungen, insbesondere vorübergehender Verlust des Sehens, in einem Auge mit den Kopfschmerzen kombiniert werden. Diese Migräne-Form kann alarmierend wirken, da die Sehstörungen oft das gesamte Sehvermögen eines Auges betreffen.

Symptome:
- Vorübergehender Verlust des Sehens in einem Auge, der in der Regel nur einige Minuten bis zu einer Stunde dauert.
- Starke Kopfschmerzen können nach den Sehstörungen folgen.
- Es können auch andere Migräne-Symptome wie Übelkeit und Empfindlichkeit gegenüber Licht auftreten.

Ursachen und Auslöser:
Retinale Migräne wird vermutlich durch eine vorübergehende Unterbrechung der Blutzufuhr zum Auge verursacht. Hormonschwankungen, Stress und Schlafmangel können auch hier Auslöser sein.

Fazit

Es gibt viele verschiedene Arten von Migräne, die sich in ihren Symptomen, Ursachen und Auslösern unterscheiden. Um die Migräne effektiv zu behandeln, ist es wichtig, die genaue Form der Migräne zu identifizieren, unter der man leidet. Nur so können passende Therapieansätze gefunden werden, die nicht nur den Schmerz lindern, sondern auch dabei helfen, die Lebensqualität langfristig zu verbessern. Wenn Sie feststellen, dass Ihre Migräne Symptome oder Muster aufweist, die in dieses Spektrum fallen, sollten Sie Ihren Arzt aufsuchen, um eine geeignete Behandlung zu besprechen.

Migräne bei Kindern und Jugendlichen

Migräne betrifft nicht nur Erwachsene – auch Kinder können unter dieser schmerzhaften und oft belastenden Erkrankung leiden. Da Migräne bei Kindern weniger häufig diagnostiziert wird und die Symptome oft schwer zu deuten sind, kann es eine Herausforderung sein, sie frühzeitig zu erkennen und entsprechend zu behandeln. Ich gehe in diesem Abschnitt auf das Thema Migräne bei Kindern detaillierter ein, erkläre, wie sie sich von Migräne bei Erwachsenen unterscheidet, welche Symptome auftreten können und wie Eltern und Betroffene damit umgehen können.

Was ist Migräne bei Kindern?

Migräne ist eine neurologische Erkrankung, die durch wiederkehrende, starke Kopfschmerzen gekennzeichnet ist. Diese sind oft begleitet von anderen Symptomen wie etwa Übelkeit, Erbrechen,

Licht- und/oder Geräuschempfindlichkeit. Auch wenn Migräne in der Kindheit weniger häufig diagnostiziert wird als bei Erwachsenen, ist sie dennoch eine wichtige Ursache für chronische Kopfschmerzen bei Kindern und Jugendlichen.

In vielen Fällen treten Migräneanfälle bei Kindern bereits im frühen Kindesalter auf. Oft beginnt die Migräne mit unregelmäßigen Episoden, die sich im Laufe der Zeit zu häufig auftretenden Anfällen entwickeln können. Die Häufigkeit und Schwere der Migräne können je nach Alter und individueller Veranlagung variieren.

Symptome der Migräne bei Kindern

Die Symptome einer Migräne bei Kindern sind oft ähnlich denen von Erwachsenen, aber sie können auch anders ausgeprägt oder schwieriger zu erkennen sein. Kinder sind möglicherweise nicht in der Lage, die Symptome zu beschreiben, was das Erkennen der Migräne erschwert. Hier sind einige typische Anzeichen, auf die Eltern achten sollten:

Kopfschmerzen:

- Die Kopfschmerzen bei Kindern sind meist einseitig, können aber auch beidseitig auftreten.
- Die Schmerzen sind in der Regel pochend oder klopfend, was typische Migräne-Anzeichen sind.
- Kinder klagen häufig über starke Schmerzen, die den normalen Alltag beeinträchtigen und das Spielen oder Lernen unmöglich machen.

Begleiterscheinungen:

Wie bei Erwachsenen ist Migräne bei Kindern oft von anderen Symptomen begleitet, die den Anfall verschärfen können:

- Übelkeit und Erbrechen sind häufige Symptome, die bei einem Migräneanfall auftreten.
- Licht- und Lärmempfindlichkeit: Kinder können durch helles Licht oder laute Geräusche sehr gereizt werden.
- Bauchschmerzen: Besonders bei jüngeren Kindern kann Migräne in Form von Bauchschmerzen, Appetitlosigkeit und Übelkeit auftreten, was zu einer Fehldiagnose als Magen-Darm-Erkrankung führen kann.
- Reizbarkeit und Unruhe: Kinder können während eines Migräneanfalls quengelig und sehr reizbar werden.

Aura:
Einige Kinder erleben wie Erwachsene eine Migräne-Aura, eine neurologische Phase, die den Kopfschmerz einleitet. Auren beinhalten häufig:

- Visuelle Störungen, wie Zickzacklinien, blinde Flecken, Punkte oder Lichterscheinungen.
- Taubheitsgefühle oder Kribbeln in den Gliedmaßen.
- Sprach- und Konzentrationsprobleme.

Ursachen und Auslöser der Migräne bei Kindern

Wie bei Erwachsenen sind auch bei Kindern die genauen Ursachen von Migräne noch nicht vollständig verstanden. Es wird jedoch angenommen, dass eine Kombination aus genetischen, neurologischen und umweltbedingten Faktoren zur Entstehung von Migräne führen kann.

Genetische Veranlagung:
Migräne kann in Familien vorkommen. Wenn Eltern oder enge Verwandte unter Migräne leiden, ist das Risiko für Kinder höher, ebenfalls Migräne zu entwickeln.

Hormonelle Veränderungen:
Bei Mädchen kann Migräne durch hormonelle Schwankungen ausgelöst oder verstärkt werden, insbesondere in der Pubertät, wenn der Hormonhaushalt stark verändert wird. Der Beginn der Menstruation ist oft ein Zeitpunkt, an dem Migräne häufiger auftritt.

Stress und emotionale Belastung:
Kinder, die unter hohem Stress stehen – sei es durch Schulprobleme, soziale Konflikte oder familiäre Schwierigkeiten – können Migräneanfälle entwickeln. Auch Schulangst oder das Gefühl, überfordert zu sein, kann Migräne auslösen.

Ernährung und Schlafmuster:
Bestimmte Lebensmittel oder unregelmäßige Essgewohnheiten können Migräne auslösen. Auch Schlafmangel oder zu viel Schlaf können einen Migräneanfall begünstigen. In der Schule gelebte unregelmäßige Tagesabläufe oder lange Wachphasen können Migräne verstärken.

Umweltfaktoren:
Äußere Reize wie starkes Licht, laute Geräusche, Wetterveränderungen oder chemische Gerüche können bei Migräne-Kindern ebenfalls Anfälle auslösen.

Diagnose der Migräne bei Kindern

Die Diagnose einer Migräne bei Kindern ist oft schwierig, weil sie nicht immer in der Lage sind, ihre Symptome genau zu beschreiben. Ein erfahrener Kinderarzt oder Neurologe wird jedoch auf die Symptome und den Krankheitsverlauf achten und die richtige Diagnose stellen.

Wichtige Schritte zur Diagnose umfassen:

- **Anamnese**: Eine ausführliche Befragung über die Häufigkeit, Dauer und Intensität der Kopfschmerzen sowie über mögliche Auslöser.

- **Symptombeschreibung**: Eltern sollten alle beobachteten Symptome notieren, um die Diagnose zu erleichtern.

- **Ausschluss anderer Erkrankungen**: Es muss geprüft werden, ob andere Krankheiten wie Infektionen oder Augenprobleme die Kopfschmerzen verursachen.

In einigen Fällen kann eine MRT- oder CT-Untersuchung des Gehirns sinnvoll sein, um ernsthaftere Ursachen für die Kopfschmerzen auszuschließen.

Behandlungsmöglichkeiten für Migräne bei Kindern

Die Behandlung von Migräne bei Kindern kann eine Kombination aus verschiedenen Ansätzen erfordern. Die Therapie sollte immer individuell angepasst werden, um die Symptome zu lindern und die Lebensqualität des Kindes zu verbessern.

Medikamente:
Medikamente können helfen, die Migräne zu lindern und akute Anfälle zu behandeln. Die Auswahl hängt vom Alter des Kindes und der Schwere der Migräne ab:

- Schmerzmittel wie Ibuprofen oder Paracetamol können bei leichten bis mäßigen Migräneanfällen helfen.

- Triptane werden in einigen Fällen auch für Kinder verschrieben, allerdings nur, wenn andere Medikamente nicht ausreichend wirken.
- Medikamentöse Prophylaxe: In schwereren Fällen kann es sinnvoll sein, vorbeugende Medikamente zu verschreiben, die verhindern, dass Migräneanfälle häufig auftreten.

Nicht medikamentöse Behandlung:

- Verhaltenstherapie und Entspannungstechniken können helfen, Stress abzubauen und Migräneanfälle zu reduzieren. Dies kann durch regelmäßige Übungen wie Atemtechniken oder Progressive Muskelentspannung geschehen.
- Biofeedback: Ein Training, bei dem Kinder lernen, ihre Körperfunktionen wie Muskelanspannung oder Herzfrequenz zu kontrollieren, um Migräneanfällen vorzubeugen.

Lebensstiländerungen:

- Regelmäßiger Schlaf und gesunde Ernährung sind entscheidend, um Migräneanfälle zu verhindern. Kinder sollten ausreichend schlafen und zu regelmäßigen Zeiten essen.
- Vermeidung von Auslösern: Eltern sollten versuchen, bekannte Auslöser zu vermeiden, wie zum Beispiel bestimmte Nahrungsmittel, Stressfaktoren oder grelles Licht.

Tipps für Eltern: Wie Sie Ihr Kind unterstützen können

Es kann für Eltern sehr herausfordernd sein, mit einem Kind umzugehen, das unter Migräne leidet. Hier sind einige wichtige Hinweise, wie Sie Ihr Kind bestmöglich unterstützen können:

- **Zeigen Sie Verständnis**: Migräne ist eine ernsthafte Erkrankung, die Ihrem Kind große Schmerzen bereiten kann. Bleiben Sie geduldig und verständnisvoll.

- **Ruhiger Rückzugsort**: Richten Sie einen ruhigen, dunklen Raum ein, in den Ihr Kind sich bei einem Migräneanfall zurückziehen kann.

- **Medikamenteneinnahme überwachen**: Stellen Sie sicher, dass Ihr Kind die verschriebenen Medikamente regelmäßig einnimmt und alle empfohlenen Dosierungen einhält.

- **Gesunde Gewohnheiten fördern**: Achten Sie darauf, dass Ihr Kind genug schläft, regelmäßig isst und genug Wasser trinkt.

Fazit

Migräne ist eine ernsthafte Erkrankung, die auch Kinder betreffen kann. Die Symptome bei Kindern können sich von denen bei Erwachsenen unterscheiden, sodass die Diagnose oft schwieriger fällt. Es ist wichtig, Migräne frühzeitig zu erkennen, die richtigen Behandlungsmöglichkeiten zu finden und die Lebensqualität des Kindes zu erhalten. Eltern sollten auf die Symptome achten, die Auslöser identifizieren und in Zusammenarbeit mit Ärzten eine individuelle Behandlungsstrategie entwickeln. Mit der richtigen

Unterstützung und einer gut abgestimmten Therapie können Kinder mit Migräne lernen, besser mit der Erkrankung umzugehen und ein erfülltes Leben zu führen.

Das Risiko von weiteren Begleiterkrankungen

Migräne ist nicht nur eine belastende Kopfschmerzerkrankung, sondern kann auch mit einem erhöhten Risiko für verschiedene andere gesundheitliche Probleme in Verbindung stehen. Obwohl Migräne in erster Linie eine neurologische Erkrankung ist, zeigen wissenschaftliche Erkenntnisse, dass Migräniker tendenziell ein höheres Risiko für eine Reihe anderer Erkrankungen haben. Hier sind einige der wichtigsten Gesundheitsprobleme, die mit Migräne in Zusammenhang stehen können:

Kardiovaskuläre Erkrankungen

Schlaganfall
Migräne, insbesondere Migräne mit Aura, ist mit einem erhöhten Risiko für Schlaganfälle verbunden. Das liegt vor allem an der veränderten Durchblutung im Gehirn, die während einer Migräneattacke auftreten kann. Diese Veränderungen der Blutgerinnung und die Tatsache, dass Migräniker oft höhere Raten von Bluthochdruck und Herzrhythmusstörungen haben, können zu einer verstärkten Anfälligkeit für Schlaganfälle führen.

Eine Migräne mit Aura ist besonders gefährlich, da sie mit einer vorübergehenden, aber potenziell schädlichen Beeinträchtigung der Blutversorgung des Gehirns einhergeht. Migräne mit Aura bedeutet, dass visuelle oder andere sensorische Symptome vor dem eigentlichen Kopfschmerz auftreten, was auf eine vorübergehende Störung der Gehirnaktivität hinweist.

Herzinfarkt

Es gibt auch Hinweise darauf, dass Migräne das Risiko für einen Herzinfarkt leicht erhöhen kann. Bei Migränikern treten oft Veränderungen in der Blutgerinnung auf, die das Risiko von Blutgerinnseln und somit das Risiko für Herzinfarkte erhöhen können. Besonders bei Frauen im gebärfähigen Alter, die zusätzlich rauchen oder orale Verhütungsmittel verwenden, scheint das Risiko erhöht zu sein.

Psychische Erkrankungen

Depression

Migräne und Depression treten häufig zusammen auf. Migräniker haben ein signifikant höheres Risiko, an Depressionen zu erkranken. Dies könnte zum Teil durch die ständige Belastung durch wiederkehrende Schmerzen und die Beeinträchtigung der Lebensqualität erklärt werden. Die chronischen Schmerzen, der soziale Rückzug und die Unvorhersehbarkeit der Migräneattacken können zu Gefühlen von Hilflosigkeit und Hoffnungslosigkeit führen, was wiederum das Risiko einer Depression steigert.

Angststörungen

Migräne ist auch mit einer höheren Prävalenz von Angststörungen verbunden. Menschen mit Migräne erleben oft ständige Besorgnis und Angst vor der nächsten Attacke, was zu einer dauerhaften psychischen Belastung führen kann. Diese Angst kann die Lebensqualität erheblich beeinträchtigen, da die Betroffenen in ihrer Lebensgestaltung stark eingeschränkt sind und oft Angst vor öffentlichen Auftritten oder sozialen Ereignissen haben.

Metabolisches Syndrom und Übergewicht

Das metabolische Syndrom, eine Gruppe von Risikofaktoren, die das Risiko für Herz-Kreislauf-Erkrankungen und Diabetes Typ 2 erhöhen, ist ebenfalls mit Migräne verbunden. Insbesondere Betroffene, die an chronischer Migräne leiden, haben häufiger die Symptome des metabolischen Syndroms, einschließlich:

- Übergewicht, insbesondere Fettansammlung im Bauchbereich
- Insulinresistenz, was zu einem erhöhten Risiko für Typ-2-Diabetes führt
- Bluthochdruck und Neigung zur Hypertonie
- Erhöhte Blutfettwerte, wie hohe Triglyceride oder niedrige HDL-Cholesterinwerte

Das metabolische Syndrom ist ein wichtiger Risikofaktor für kardiovaskuläre Erkrankungen und kann das Risiko für Migräne verschärfen, da übermäßiges Körperfett und hormonelle Ungleichgewichte Entzündungsprozesse im Körper fördern können.

Epilepsie

Es gibt eine bemerkenswerte Überschneidung zwischen Migräne und Epilepsie, insbesondere bei Menschen, die an Migräne mit Aura leiden. Beide Erkrankungen sind mit einer übermäßigen neuronalen Erregbarkeit im Gehirn verbunden. Während Migräne-Auren in der Regel als visuelle Störungen wahrgenommen werden, können auch Epilepsieanfälle durch abnorme elektrische Aktivität im Gehirn ausgelöst werden.

Beobachtungen deuten darauf hin, dass Menschen mit Migräne ein höheres Risiko haben, Epilepsie zu entwickeln, insbesondere wenn sie Migräne mit Aura haben. Beide Erkrankungen können durch ähnliche Umweltfaktoren wie Schlafstörungen, Stress und hormonelle Schwankungen verstärkt werden.

Chronische Schmerzsyndrome

Menschen mit Migräne haben ein höheres Risiko, auch an anderen chronischen Schmerzsyndromen zu leiden. Migräne wird oft von Spannungskopfschmerzen, Rückenschmerzen oder Fibromyalgie begleitet. Bei Fibromyalgie handelt es sich um ein Schmerzsyndrom, das durch weit verbreitete Muskelschmerzen, Müdigkeit und Schlafstörungen gekennzeichnet ist.

Es wird angenommen, dass Migräne und andere chronische Schmerzsyndrome durch ähnliche pathophysiologische Mechanismen im Nervensystem verursacht werden, einschließlich einer Überempfindlichkeit des zentralen Nervensystems, die dazu führt, dass der Körper Schmerzen stärker wahrnimmt. Menschen mit Migräne können daher auch eine höhere Schmerzempfindlichkeit in anderen Bereichen des Körpers entwickeln.

Schlafstörungen

Schlafstörungen und Migräne treten häufig gemeinsam auf. Etwa die Hälfte der Betroffenen leidet an **Schlafstörungen** wie Schlaflosigkeit, unruhigem Schlaf oder Schlafapnoe. Schlafstörungen können die Migräneanfälligkeit erhöhen und die Häufigkeit der Attacken verstärken.

Ursachen der Schlafstörungen bei Migräne:

- **Schmerzen:** Migräneattacken können während der Nacht oder in den frühen Morgenstunden auftreten, was zu Schlafstörungen führt.
- **Stress und Angst:** Die Sorge vor einer Migräneattacke kann zu Schlafproblemen führen.
- **Medikamenteneinnahme:** Einige Migränemedikamente können den Schlaf negativ beeinflussen, insbesondere Stimulanzien oder Schmerzmittel.

Ein Teufelskreis entsteht, da Schlafmangel selbst als Auslöser für Migräne fungieren kann. Schlechter Schlaf verschärft die Migräne, und umgekehrt kann Migräne die Schlafqualität beeinträchtigen.

Fazit

Migräne ist mehr als nur ein isolierter Kopfschmerz. Sie ist eine komplexe Erkrankung, die das Risiko für eine Reihe anderer gesundheitlicher Probleme erhöhen kann. Es ist wichtig, dass Migräniker eine umfassende medizinische Betreuung erhalten, die nicht nur die akuten Symptome der Migräne behandelt, sondern auch potenzielle Begleiterkrankungen frühzeitig erkennt und entsprechend therapiert. Eine interdisziplinäre Betreuung, die Neurologen, Kardiologen, Psychologen und andere Fachärzte umfasst, kann dabei helfen, die Auswirkungen der Migräne zu minimieren und die Lebensqualität der Betroffenen zu verbessern.

Schmerzmittel bei Migräne und Kopfschmerzen

Wie sie wirken und was man beachten muss

Schmerzen sind ein alltäglicher Begleiter, der uns in vielen Formen begegnet – sei es durch körperliche Anstrengung, Stress oder Erkrankungen wie Migräne und Kopfschmerzen. Besonders Migräne stellt für Millionen von Menschen weltweit eine der belastendsten Formen von Kopfschmerzen dar. Doch zum Glück gibt es zahlreiche Schmerzmittel, die helfen können, diese Schmerzen zu lindern. Wir werfen hier gemeinsam einen Blick auf die verschiedenen Schmerzmittel, ihre Wirkungsweise und worauf man bei deren Anwendung achten sollte.

Was sind Migräne und Kopfschmerzen?

Migräne ist – wie bereits dargestellt – mehr als nur ein einfacher Kopfschmerz. Sie ist eine neurologische Erkrankung, die mit intensiven, pulsierenden Schmerzen auf einer Seite des Kopfes einhergeht. Häufig begleiten sie weitere Symptome wie Übelkeit, Erbrechen, erhöhte Licht- und Geräuschempfindlichkeit. Migräneanfälle können mehrere Stunden bis zu mehreren Tagen andauern und beeinträchtigen die Lebensqualität erheblich.

Kopfschmerzen hingegen sind ein Überbegriff für verschiedene Arten derartiger Beschwerden. Sie können aufgrund von Verspannungen, Clusterkopfschmerzen oder auch sekundären Kopfschmerzen, die durch eine andere Erkrankung verursacht werden, auftreten. Diese Kopfschmerzen sind im Vergleich zur Migräne in der Regel weniger intensiv und treten eher beidseitig auf.

Schmerzmittel bei Migräne und Kopfschmerzen

Die Behandlung von Migräne und Kopfschmerzen erfolgt oft mit Schmerzmitteln. Die Wahl des richtigen Medikaments hängt von der Art und Schwere des Schmerzes ab.

Nichtsteroidale Antirheumatika (NSAR)
Ibuprofen und Aspirin sind die bekanntesten Vertreter dieser Gruppe. Sie wirken entzündungshemmend, schmerzlindernd und fiebersenkend. Besonders bei Verspannungskopfschmerzen oder leichten bis moderaten Migräneanfällen können sie gut helfen.

Wirkungsweise: NSAR hemmen die Produktion von Prostaglandinen. Das sind Stoffe, die Entzündungen und Schmerzen verursachen. Durch die Hemmung dieser Stoffe können diese Medikamente die Schmerzreaktion dämpfen.

Achtung: Bei längerem Gebrauch oder in hohen Dosen können NSAR Nebenwirkungen wie Magenbeschwerden, Blutungsneigung oder Nierenprobleme verursachen. Sie sollten nicht ohne ärztliche Rücksprache bei chronischen Kopfschmerzen angewendet werden.

Paracetamol
Paracetamol ist ein weiteres häufig eingesetztes Schmerzmittel. Es hat eine schmerzlindernde und fiebersenkende, jedoch im Vergleich zu NSAR keine entzündungshemmende Wirkung.

Wirkungsweise: Paracetamol wirkt im Gehirn und blockiert die Schmerzempfindung. Es wird häufig bei milden bis mäßigen Schmerzen angewendet.

Achtung: Paracetamol ist bei Überdosierung lebertoxisch und kann zu schwerwiegenden Leberschäden führen. Deshalb sollte man die Dosierungsempfehlungen unbedingt einhalten und nicht über längere Zeit ohne ärztliche Anweisung verwenden.

Triptane

Triptane sind spezifische Migränemittel, die zur Behandlung von Migräneanfällen eingesetzt werden. Zu den bekanntesten Triptanen gehören Sumatriptan, Rizatriptan und Zolmitriptan. Sie gehören zur Gruppe der Serotonin-Rezeptor-Agonisten und wirken, indem sie die Blutgefäße im Gehirn verengen und so den Migräneschmerz lindern.

Wirkungsweise: Triptane binden an Serotonin-Rezeptoren und verengen dadurch die erweiterten Blutgefäße im Gehirn, die während eines Migräneanfalls eine Rolle spielen. Sie helfen auch, Entzündungen und Schmerzen zu reduzieren.

Achtung: Triptane sollten nicht von Menschen mit bestimmten Vorerkrankungen wie schwerem Bluthochdruck, Herzkrankheiten oder Schlaganfall in der Vorgeschichte eingenommen werden. Bei anderen Patienten können sie bei zu häufiger Anwendung zu sogenannten »Medikamenten-Übergebrauchs-Kopfschmerzen« führen.

Ergotamine

Ergotamine sind eine ältere Klasse von Migränemitteln, die ebenfalls durch eine Verengung der Blutgefäße wirken. Sie werden oft bei schwereren Migräneanfällen eingesetzt, wenn Triptane nicht wirken.

Wirkungsweise: Ergotamine blockieren die Ausschüttung von Entzündungsbotenstoffen und verengen die Blutgefäße im Kopfbereich, was den Migräneschmerz lindert.

Achtung: Ergotamine können bei falscher Anwendung schwerwiegende Nebenwirkungen haben, wie zum Beispiel Kreislaufprobleme oder Übelkeit. Zudem ist die Kombination mit Triptanen oder anderen bestimmten Medikamenten gefährlich.

Was sollte man bei der Einnahme von Schmerzmitteln beachten?

1. Häufigkeit der Anwendung

Es mag verlockend erscheinen, Schmerzmittel regelmäßig einzunehmen, besonders bei wiederkehrenden Migräneanfällen. Doch die regelmäßige Einnahme von Schmerzmitteln kann zu den erwähnten Medikamenten-Übergebrauchs-Kopfschmerzen führen. Das bedeutet, dass die Kopfschmerzen durch die zu häufige Einnahme von Schmerzmitteln verstärkt werden und eine Art Teufelskreis entstehen kann. Um dies zu vermeiden, sollte man Schmerzmittel nur nach Bedarf und möglichst in Absprache mit einem Arzt einsetzen.

2. Neben- und Wechselwirkungen

Jedes Schmerzmittel hat spezifische Nebenwirkungen und kann mit anderen Medikamenten in Wechselwirkung treten. Es ist daher wichtig, die Packungsbeilage zu lesen und gegebenenfalls Rücksprache mit einem Arzt oder Apotheker zu halten, besonders wenn man mehrere Medikamente gleichzeitig einnimmt.

3. Langfristige Anwendung
Bei chronischen Kopfschmerzen oder Migräneanfällen ist es ratsam, die Schmerzmittel nicht langfristig allein zu nutzen. Häufig sind andere Therapien wie Migränetagebücher, Biofeedback, Verhaltenstherapie oder auch präventive Medikamente – zum Beispiel Betablocker, Antiepileptika oder Antidepressiva – erforderlich. Diese Ansätze helfen, die Häufigkeit und Intensität der Migräneanfälle langfristig zu reduzieren.

4. Richtig dosieren
Besonders bei starken Schmerzmitteln wie Triptanen oder Ergotaminen ist es wichtig, die richtige Dosierung und den richtigen Zeitpunkt zu wählen. Eine zu frühe Einnahme kann unwirksam sein, eine zu späte kann den Anfall verlängern. Achten Sie darauf, die Anweisungen genau zu befolgen und bei Unsicherheiten einen Arzt zu konsultieren.

Tipps zur Vorbeugung und Unterstützung bei Migräne

- **Regelmäßige Mahlzeiten:** Migräne kann durch Hunger oder unregelmäßige Mahlzeiten ausgelöst werden. Versuchen Sie, Ihre Mahlzeiten regelmäßig und ausgewogen zu gestalten.

- **Ausreichender Schlaf:** Ein stabiler Schlafrhythmus hilft, Migräneanfälle zu vermeiden. Versuchen Sie, jeden Tag zur gleichen Zeit ins Bett zu gehen und aufzustehen.

- **Stressbewältigung:** Stress ist ein häufiger Auslöser für Migräne. Techniken wie Meditation, Yoga oder Entspannungsübungen können helfen, das Stressniveau zu senken.

- **Hydration:** Dehydration kann ebenfalls Migräneanfälle begünstigen. Achten Sie darauf, ausreichend Wasser zu trinken.

- **Vermeidung von Auslösern:** Viele Migränepatienten haben spezifische Auslöser wie bestimmte Nahrungsmittel, zum Beispiel Schokolade oder Alkohol, Wetterveränderungen oder starke Gerüche. Ein Migränetagebuch kann helfen, diese Auslöser zu identifizieren.

Fazit

Schmerzmittel können eine schnelle Linderung bei Migräne und Kopfschmerzen verschaffen, doch ihre langfristige Anwendung sollte mit Bedacht erfolgen. Während NSAR, Paracetamol, Triptane und Ergotamine effektive Optionen zur Behandlung sind, ist es wichtig, die richtige Wahl basierend auf der Art und Intensität des Schmerzes zu treffen. Zudem sollte die Häufigkeit der Einnahme gut überwacht werden, um negative Langzeitfolgen zu vermeiden.

Ein ganzheitlicher Ansatz, der neben der Medikation auch präventive Maßnahmen und Lebensstiländerungen umfasst, ist entscheidend, um Migräne langfristig in den Griff zu bekommen. Wer regelmäßig unter Migräne leidet, sollte sich nicht scheuen, ärztliche Hilfe in Anspruch zu nehmen, um eine maßgeschneiderte Behandlung zu erhalten.

Medikamenten-Übergebrauchs-Kopfschmerzen (MÜK)

Der MÜK ist eine spezielle Art von Kopfschmerz, der durch den übermäßigen Gebrauch von Schmerzmitteln ausgelöst wird, insbesondere bei Migränikern. Die genaue Entstehung dieses Syndroms wird dadurch begünstigt, dass Betroffene oftmals auf Schmerzmittel angewiesen sind, um die akuten Migräneanfälle zu lindern. Wenn diese Schmerzmittel jedoch über einen längeren Zeitraum hinweg regelmäßig eingenommen werden, können sie selbst eine Art von chronischem Kopfschmerz verursachen, der mit den ursprünglichen Migräneanfällen nicht mehr in Verbindung steht.

Ursachen von MÜK

Migräne-Übergebrauchs-Kopfschmerzen entstehen durch die wiederholte Einnahme von Schmerzmitteln, die zur Linderung von Migräne oder anderen Kopfschmerzarten eingesetzt werden. Diese Medikamente sind zwar für die akuten Kopfschmerzattacken sehr effektiv, aber wenn sie zu häufig und in zu großen Mengen eingenommen werden, führen sie paradoxerweise dazu, dass der Kopfschmerz chronisch wird. Die genauen Mechanismen, warum dies so geschieht, sind nicht vollständig geklärt, aber man geht davon aus, dass eine Überstimulation bestimmter Schmerzrezeptoren im Gehirn eine Rolle spielt.

Es wird angenommen, dass die Medikamente die Schmerzschwelle im Gehirn senken, sodass es häufiger zu Kopfschmerzattacken kommt. Eine ständige Einnahme von Schmerzmitteln kann das Schmerzgedächtnis des Gehirns aktivieren, wodurch die Kopfschmerzen sich verschlimmern und länger anhalten.

Wann tritt ein MÜK auf?

Ein MÜK entwickelt sich in der Regel bei Betroffenen, die an chronischer Migräne oder häufigen Spannungskopfschmerzen leiden. Eine Definition von MÜK ist:

- Mehr als 15 Tage pro Monat Kopfschmerzen, die mit Medikamenten behandelt werden.
- Diese Kopfschmerzen bestehen seit mindestens 3 Monaten.
- Eine Überdosis oder häufiger Gebrauch von Medikamenten zur Schmerzbekämpfung tritt regelmäßig auf, mindestens an 10 bis 15 Tagen im Monat.

10/20-Regel

Die 10/20-Regel ist eine Leitlinie, die dabei hilft, das Risiko von MÜK zu bewerten und vorzubeugen. Sie wird oft von Ärzten verwendet, um Betroffene zu warnen und eine Überschreitung der empfohlenen Medikamentendosis zu verhindern.

- **10 Tage im Monat**: Wenn ein Betroffener an mehr als 10 Tagen im Monat Migräne oder Kopfschmerzen hat und dabei regelmäßig Schmerzmittel wie Ibuprofen, Paracetamol oder Triptane einnimmt, besteht das Risiko, dass sich ein Übergebrauchskopfschmerz (MÜK) entwickelt.
- **20 Tage im Monat**: Wenn Schmerzmittel an mehr als 20 Tagen im Monat eingenommen werden, wird dies als akuter Übergebrauch von Schmerzmitteln betrachtet. In dieser Phase kann es zu einem vollständigen chronischen Kopfschmerzsyndrom kommen, und die Migräne selbst kann verstärkt und intensiver werden.

Die 10/20-Regel soll sicherstellen, dass Schmerzmittel nur bei Bedarf und nicht regelmäßig eingenommen werden. Wer regelmäßig über diese Häufigkeit hinaus Medikamente nutzt, riskiert, dass die ursprünglichen Kopfschmerzen sich verstärken und sich ein chronischer Kopfschmerz entwickelt.

Symptome von MÜK

Die Symptome von MÜK ähneln den typischen Migräne- oder Spannungskopfschmerzen, sind jedoch häufig stärker und persistenter. Zu den häufigsten Anzeichen gehören:

- **Tägliche oder fast tägliche Kopfschmerzen**: Der Schmerz ist konstant oder wechselt zwischen mild und intensiv. Er kann als dumpf, pochend oder drückend beschrieben werden.
- **Wiederkehrende Migräneanfälle**: Auch wenn die Betroffenen schmerzlindernde Medikamente einnehmen, sind die Migräneanfälle nicht vollständig verschwunden oder werden zunehmend schlimmer.
- **Erhöhte Medikamentenanforderung**: Der Betroffene benötigt immer häufiger Schmerzmittel, um die Kopfschmerzen zu kontrollieren, was den Teufelskreis des MÜK aufrechterhält.
- **Verminderte Wirksamkeit von Medikamenten**: Die Medikamente, die ursprünglich bei Migräneanfällen wirksam waren, verlieren mit der Zeit ihre Wirkung oder sind nur noch begrenzt hilfreich.

Behandlung von MÜK

Die Behandlung von Migräne-Übergebrauchs-Kopfschmerzen erfordert eine umfassende Strategie, die sowohl die Reduktion des Medikamentengebrauchs als auch eine angepasste Therapie zur Kontrolle der Migräne umfasst.

- **Medikamentenentzug**: Der wichtigste Schritt in der Behandlung von MÜK ist der kontrollierte Entzug der Medikamente. Dies kann schwierig sein, da der Betroffene in der Anfangsphase der Therapie eine Verschlechterung der Kopfschmerzen erleben kann. Der Entzug sollte unter ärztlicher Aufsicht und in vielen Fällen stationär durchgeführt werden, um Nebenwirkungen zu minimieren und den Betroffenen zu unterstützen.

- **Schmerzmedikamenten-Ersatz**: In der Phase des Entzugs wird oft eine schrittweise Reduktion der Medikamente empfohlen. Langfristig wird auf eine alternative Schmerzbehandlung, wie zum Beispiel prophylaktische Migränemedikamente, gesetzt. Medikamente wie Betablocker, Antiepileptika, Antidepressiva oder, in schweren Fällen, Botox-Injektionen können zur Vorbeugung von Migräne eingesetzt werden.

- **Verhaltenstherapie und Entspannungstechniken**: Methoden zur Stressbewältigung und Entspannung wie Kognitive Verhaltenstherapie, Biofeedback oder Atemübungen können helfen, den Schmerz langfristig zu kontrollieren. Auch regelmäßige Bewegung und eine ausgewogene Ernährung spielen eine entscheidende Rolle.

- **Schulung und Aufklärung**: Es ist wichtig, dass Betroffene verstehen, wie sie ihre Migräne und Kopfschmerzen besser managen können, ohne sich auf Schmerzmittel zu verlassen. Ärzte helfen den Betroffenen, ihre Symptome zu überwachen und eine langfristige, nachhaltige Strategie zu entwickeln.

Prognose

Die Prognose von MÜK hängt davon ab, wie schnell und konsequent der Entzug der Schmerzmittel erfolgt. Bei einer frühen Diagnose und adäquaten Behandlung ist es möglich, dass sich die Häufigkeit und Intensität der Kopfschmerzen deutlich verbessern. Betroffene, die jedoch über einen langen Zeitraum Schmerzmittel missbraucht haben, können Schwierigkeiten haben, den Entzug erfolgreich zu bewältigen, was zu einer chronischen Verschlechterung führen kann.

Fazit

Insgesamt erfordert MÜK eine enge Zusammenarbeit zwischen dem Betroffenen und dem behandelnden Arzt, um die Symptome zu kontrollieren, die Medikamenteneinnahme zu reduzieren und eine langfristige Schmerzbewältigungsstrategie zu entwickeln.

Teil 2

Leben mit Migräne

Partnerschaft

Der folgende Abschnitt beschäftigt sich mit der Frage, wie Migräne die Beziehung beeinflussen kann, wie man gemeinsam nach vorne schaut und damit umgeht.

Migräne ist mehr als nur eine körperliche Erkrankung – sie hat auch tiefgreifende Auswirkungen auf das soziale Leben und insbesondere auf Partnerschaften. Für viele Betroffene kann ein Anfall nicht nur körperlich, sondern auch emotional und relational eine enorme Belastung darstellen. Der Partner oder die Partnerin wird oft zum Zeugen der Schmerzen und der damit verbundenen Einschränkungen, was zu Missverständnissen, Frustration und oft auch zu Kommunikationsproblemen führen kann. Ich möchte hier ein paar Beispiele aufführen, wie Migräne eine Partnerschaft beeinflussen kann, welche Herausforderungen dabei entstehen und wie Paare gemeinsam Wege finden können, die Belastungen zu verringern und die Beziehung zu stärken.

Die Auswirkungen von Migräne auf die Partnerschaft

Migräneanfälle sind für Betroffene extrem belastend, doch auch für den Partner kann der Umgang mit einer Migräneerkrankung emotional und psychisch herausfordernd sein. Während der Migräneanfälle ist der Betroffene meist außerstande, alltägliche Aufgaben zu übernehmen oder am Familienleben teilzunehmen. Die

Migräne kann zu einem erheblichen Gefühl der Hilflosigkeit führen, sowohl bei den Betroffenen als auch bei ihren Partnern.

Emotionale Belastung

Für den Betroffenen selbst ist es schwer, mit den ständigen, unvorhersehbaren Anfällen umzugehen. Aber auch der Partner sieht sich oft mit einem Gefühl der Ohnmacht konfrontiert, da er nicht viel tun kann, um die Schmerzen zu lindern oder den Partner zu entlasten. Gefühle von Frustration und Hilflosigkeit können die Beziehung belasten. Der Partner möchte unterstützen, fühlt sich jedoch oft überfordert und weiß nicht, wie er helfen kann. In manchen Fällen führt dies zu Missverständnissen oder Vorwürfen, wenn sich der Betroffene ausruhen muss und der Partner das Gefühl hat, dass er allein die Verantwortung tragen muss.

Veränderte Rollen und Verantwortung

Migräneanfälle können in der Tat dazu führen, dass der Partner zusätzliche Verantwortung übernehmen muss, etwa im Haushalt oder bei der Betreuung von Kindern. Für den gesunden Partner kann dies zu einer Überlastung führen, vor allem, wenn die Anfälle häufig auftreten. Die ständigen Veränderungen in den Rollen innerhalb der Partnerschaft können Spannungen erzeugen.

Ein häufiges Problem ist auch, dass der Betroffene sich schuldig fühlt, dass er nicht in der Lage ist, die gewohnten Aufgaben zu übernehmen oder gemeinsame Aktivitäten zu genießen. Dies kann das Selbstwertgefühl belasten und zu einem Gefühl der Unzulänglichkeit führen, das sich negativ auf die Partnerschaft auswirken kann.

Gesellschaftliche Auswirkungen

Migräne kann auch das soziale Leben eines Paares stark einschränken. Geplante Ausflüge, Verabredungen oder gemeinsame Urlaube müssen oft kurzfristig abgesagt werden, was zu Enttäuschungen führt und den Partner möglicherweise in eine Position bringt, in der er sich für den Zustand des anderen verantwortlich fühlt. Langfristig kann dies zu einem Gefühl der **Isolation** führen, wenn sich der betroffene Partner immer mehr aus sozialen Aktivitäten zurückzieht, um Migräneanfälle zu vermeiden oder weil er schlichtweg zu krank ist, um daran teilzunehmen.

Kommunikation ist der Schlüssel

Ein wichtiger Aspekt im Umgang mit Migräne in einer Partnerschaft ist die Kommunikation. Es ist entscheidend, dass beide Partner offen und ehrlich über ihre Gefühle, Bedürfnisse und Ängste sprechen. Das Verständnis für die Krankheit und die Auswirkungen auf den Partner zu fördern, ist der erste Schritt, um gemeinsam mit Migräne umzugehen.

Offene Gespräche führen

Der Betroffene sollte seinem Partner regelmäßig erklären, was er oder sie während eines Anfalls erlebt. Dies hilft dem Partner, die Symptome besser zu verstehen und angemessen darauf zu reagieren. Ein offenes Gespräch darüber, wie der Partner sich in diesen Momenten fühlt, welche Unterstützung er braucht und welche Erwartungen realistisch sind, kann dazu beitragen, Missverständnisse zu vermeiden.

Gemeinsam nach Lösungen suchen
Ein weiteres wichtiges Gesprächsthema ist, wie der Partner helfen kann, ohne sich selbst zu überfordern. Möglicherweise braucht der Betroffene in akuten Phasen Ruhe, Dunkelheit und Stille, aber auch Unterstützung bei praktischen Aufgaben wie Einkäufen oder der Betreuung von Kindern. Beide sollten herausfinden, wie die Rollenverteilung während eines Migräneanfalls sinnvoll angepasst werden kann, ohne dass sich einer der Partner ausgebeutet oder überlastet fühlt.

Praktische Tipps für Paare im Umgang mit Migräne

Wissen über Migräne teilen
Das Teilen von Wissen über Migräne kann ein wichtiger Schritt sein, um das Verständnis füreinander zu fördern. Der Partner, der nicht von Migräne betroffen ist, kann sich über die Symptome, Auslöser und Behandlungsmöglichkeiten informieren, um besser nachvollziehen zu können, was der andere durchmacht. Dies kann helfen, Empathie zu entwickeln und die emotionalen Spannungen zu verringern.

Empfehlung: Betroffene können mit ihrem Partner zusammen Informationsquellen nutzen, wie zum Beispiel Bücher, Artikel oder Podcasts, die detaillierte Einblicke in die Erkrankung bieten. Auch der gemeinsame Besuch eines Arztes oder eines spezialisierten Therapeuten kann dabei helfen, die Situation zu besprechen.

Verantwortung teilen
Es ist wichtig, dass sich der Partner des Betroffenen nicht überfordert fühlt. Daher sollten die Aufgaben, die während eines Anfalls übernommen werden müssen, im Voraus besprochen werden. Beide Partner sollten ein klares Verständnis darüber haben,

wer welche Verantwortung übernimmt, wenn ein Migräneanfall auftritt.

Empfehlung: Ein Plan für Migränetage kann helfen, das Gefühl der Unsicherheit und Überforderung zu verringern. Wenn der Migränepatient beispielsweise weiß, dass der Partner während eines Anfalls die Kinderbetreuung oder bestimmte Aufgaben im Haushalt übernimmt, kann er sich besser auf seine Genesung konzentrieren.

Zeit für sich selbst nehmen

Beide Partner sollten sich auch bewusst Zeit für sich selbst nehmen. Der gesunde Partner muss darauf achten, sich nicht zu sehr zu verausgaben, um dem Patienten zu helfen, und der Betroffene sollte lernen, sich nicht ständig für seine Krankheit zu entschuldigen. Beide brauchen Raum, um ihre eigenen Bedürfnisse zu erfüllen und ihre eigenen Belastungen zu verarbeiten.

Akzeptanz der Krankheit

Für den Betroffenen ist es wichtig, sich nicht ständig von der Erkrankung definieren zu lassen. Migräne ist nur ein Teil des Lebens, und die Partnerschaft sollte nicht nur darauf basieren. Der Partner sollte verstehen, dass ein Migräneanfall ein unvorhersehbares Ereignis ist, das niemanden absichtlich betrifft. Eine Einstellung der Akzeptanz und des gemeinsamen Umgangs mit der Krankheit ist entscheidend, um die Partnerschaft nicht zu belasten.

Gemeinsame Entspannung und Prävention

Es kann unter anderem hilfreich sein, gemeinsam Entspannungsübungen oder Präventionsmethoden zu entwickeln, die den Betroffenen unterstützen. Gemeinsame Yoga- oder Meditationspraktiken, die Reduzierung von Stress und die Förderung einer gesunden Lebensweise können sowohl für den Betroffenen als auch für den Partner eine wertvolle Unterstützung sein.

Wünsche für die Zukunft der Partnerschaft

Ein gemeinsames Verständnis und eine offene Kommunikation sind die Grundlagen für eine stabile Partnerschaft, auch wenn Migräne eine ständige Herausforderung darstellt. Es ist wichtig, dass beide Partner miteinander wachsen und lernen, wie sie sich gegenseitig unterstützen können, ohne die Belastung der Migräne als unüberwindbares Hindernis zu sehen.

Die Partnerschaft sollte nicht nur von den gemeinsamen Schwierigkeiten geprägt sein, sondern auch von den Momenten der Freude und des Zusammenhalts. Der Betroffene kann vom Partner lernen, dass Verständnis und Unterstützung zwei der wertvollsten Geschenke sind, die man sich gegenseitig geben kann. Und der gesunde Partner lernt, dass es nicht immer Lösungen für alles gibt, aber die Tatsache, dass man sich gegenseitig beisteht, in schwierigen Zeiten besonders wichtig ist. In einer Partnerschaft geht es nicht nur darum, die guten Tage miteinander zu verbringen, sondern auch die schwierigen Momente zu überstehen – und Migräne kann zu einem gemeinsamen Lernprozess werden, der beide stärkt.

Familie und Freunde

Migräne kann eine große Herausforderung für Menschen sein, die darunter leiden, und es kann auch die Beziehung zu Familie und Freunden beeinflussen. Oft können Menschen mit Migräne Schwierigkeiten haben, ihre Symptome zu erklären, besonders weil sie für andere nicht sichtbar sind. Es folgen nun einige Gedanken dazu, wie Migräne sowohl für die betroffene Person als auch für ihr Umfeld schwierig sein kann.

Verständnis für die Erkrankung entwickeln

Migräne ist nicht einfach »nur ein Kopfschmerz«. Sie kann mit intensiven Schmerzen und weiteren Symptomen wie Übelkeit, Schwindel, Licht- und Geräuschempfindlichkeit sowie Sehstörungen verbunden sein. Ein gut informiertes Umfeld kann besser nachvollziehen, warum eine Migräneattacke so belastend ist.

Es kann hilfreich sein, die betroffene Person direkt zu fragen, wie man sie am besten unterstützen kann – anstatt einfach etwas anzunehmen.

Was kann helfen: Kommunikation ist der Schlüssel. Familienmitglieder und Freunde sollten den Betroffenen fragen, was er in dem Moment braucht, anstatt automatisch Lösungen anzubieten, die nicht hilfreich sind.

Aufmerksam auf Symptome achten

Migräne kann sich unterschiedlich äußern, und jeder Betroffene hat seine eigenen Auslöser und Symptome. Manche Menschen spüren Warnzeichen in Form von Sehstörungen, Kribbeln in den Händen oder ein allgemeines Unwohlsein, sogenannte Vorboten, bevor die Migräne richtig zuschlägt.

Was kann helfen: Das Umfeld sollte aufmerksam auf solche Vorzeichen achten, wenn der Betroffene sie nennt. Wenn jemand über beginnende Symptome spricht, ist es wichtig, zu reagieren und den Betroffenen zu unterstützen – zum Beispiel, indem man einen ruhigen Raum bietet oder bei der Einnahme von Medikamenten hilft.

Ruhe und eine angenehme Umgebung schaffen

Während einer Migräneattacke sind Ruhe und ein dunkler, stiller Raum oft sehr wichtig. Lärm, grelles Licht und eine hektische Umgebung können die Symptome verschärfen.

Was kann helfen: Familie und Freunde sollten dabei unterstützen, einen ruhigen Raum zu schaffen. Es kann auch hilfreich sein, Lichtquellen zu dimmen und für Ruhe zu sorgen, damit sich der Betroffene entspannen und die Schmerzen lindern kann. Manchmal kann es auch helfen, kalte Kompressen oder ein angenehmes Aroma, zum Beispiel Pfefferminzöl, anzubieten.

Vermeidung von Druck und Erwartungshaltung

Viele Migräniker fühlen sich schuldig oder gestresst, wenn sie soziale Verpflichtungen aufgrund einer Migräne absagen müssen. Druck oder das Gefühl, sich rechtfertigen zu müssen, verschärft oft den Zustand.

Was kann helfen: Freunde und Familie sollten keine Schuldgefühle aufbauen und nicht erwarten, dass der Betroffene sofort wieder »normal« funktioniert. Verständnis und Geduld sind hier der Schlüssel. Ermutigung und Unterstützung statt Kritik oder Druck können helfen, die Situation zu entspannen.

Konsistenz im Alltag fördern

Migräne wird oft durch verschiedene Faktoren wie Stress, Schlafmangel, falsche Ernährung oder Wetterveränderungen ausgelöst. Ein regelmäßiger Tagesablauf, gesunde Ernährung und ausreichend Schlaf können helfen, Migräne zu vermeiden oder die Häufigkeit zu reduzieren.

Was kann helfen: Familie und Freunde können unterstützend wirken, indem sie den Betroffenen zu einem regelmäßigen Schlafrhythmus und gesunder Ernährung motivieren. Dabei sollten sie jedoch vermeiden, ihn unter Druck zu setzen.

Emotionale Unterstützung bieten

Migräne hat nicht nur physische, sondern auch psychische Auswirkungen. Das ständige Vermeiden von Aktivitäten oder das Fehlen von Sozialkontakten kann zu Gefühlen der Isolation oder Frustration führen.

Was kann helfen: Emotionaler Support ist enorm wichtig. Zuhören, Verständnis zeigen und ein wenig »Normalität« zu bewahren, kann eine große Hilfe sein. Auch kann es den Betroffenen emotional unterstützen, wenn man gemeinsam Zeit verbringt, ohne dass dabei Druck entsteht.

Hilfe bei der Behandlung und Selbstfürsorge

Es gibt keine universelle Lösung für Migräne, da die Behandlung individuell angepasst werden muss. Manche Betroffene benötigen Medikamente, andere schwören auf Naturheilmittel oder alternative Therapien.

Was kann helfen: Familie und Freunde können unterstützen, indem sie bei der Auswahl von Behandlungsansätzen helfen, den Betroffenen zur Konsultation eines Arztes ermutigen oder einfach ein offenes Ohr für die Erfahrungen bieten. Sie können auch praktische Hilfe im Alltag anbieten, etwa bei der Einnahme von Medikamenten oder bei der Organisation von Arztterminen.

Erkennen von lang anhaltenden Auswirkungen

Migräne kann sich nicht nur auf den Moment der Attacke, sondern auch auf die Lebensqualität zwischen den Episoden auswirken. Manche Migräniker sind oft müde, haben Konzentrationsprobleme oder sind weniger belastbar.

Was kann helfen: Es ist wichtig, auch außerhalb der Migräneattacken aufmerksam zu sein und den Betroffenen nicht mit zu vielen Anforderungen zu überlasten. Kleine Unterstützung im Alltag – etwa beim Einkaufen, Kochen oder im Haushalt – kann nicht selten Großes bewirken.

Prävention und langfristige Unterstützung

Langfristig ist es auch wichtig, Präventionsstrategien zu entwickeln, die Migräneanfällen vorbeugen können. Das kann von der Identifikation von Auslösern bis hin zu regelmäßigen Arztbesuchen reichen.

Was kann helfen: Das Umfeld kann dazu beitragen, eine unterstützende Atmosphäre zu schaffen, in der der Betroffene seine Gesundheitsstrategien umsetzen kann. Hilfe bei der Strukturierung des Alltags oder bei der Vermeidung von Stress kann dabei hilfreich sein.

Fazit

Für das Umfeld eines Betroffenen ist es wichtig, ein tiefes Verständnis für die Komplexität der Erkrankung zu entwickeln. Geduld, Empathie und Unterstützung sind die Grundlagen, um den Betroffenen zu helfen. Dabei spielt Kommunikation eine entscheidende Rolle – nur so kann ermittelt werden, wie das Umfeld am besten helfen kann. Ein respektvolles Miteinander, in dem Migräne zwar als ernsthafte, aber zugleich auch bewältigbare Herausforderung anerkannt wird, kann den Betroffenen enorm entlasten.

Verborgene Stärken

Migräne ist eine sehr belastende und schmerzhafte Erkrankung, die mit vielen negativen Auswirkungen auf das Leben verbunden ist. Es gibt jedoch einige indirekte Vorteile, ich nenne sie mal »Verborgene Stärken«, die wir Migräniker erleben:

1. Eine tiefere Körperwahrnehmung und Achtsamkeit
Migräniker entwickeln im Laufe der Zeit ein außergewöhnliches Gespür für ihren eigenen Körper. Sie lernen, feinste Signale zu deuten, die oft als Vorboten eines Migräneanfalls dienen – etwa eine Veränderung im Sehen, ein spezielles Druckgefühl im Kopf oder Veränderungen im emotionalen Zustand. Diese Fähigkeit, frühe Anzeichen wahrzunehmen, führt oft zu einer allgemeineren Sensibilisierung für die eigenen körperlichen Bedürfnisse. Man wird achtsamer gegenüber den eigenen Grenzen und dem, was der Körper einem mitteilt. Dieses erhöhte Bewusstsein kann auch in anderen Lebensbereichen hilfreich sein, da es die Betroffenen dazu anregt, in einer intensiveren Weise auf ihre Gesundheit und ihr Wohlbefinden zu achten.

2. Meister der Stressbewältigung
Stress ist ein häufiger Auslöser für Migräneanfälle. Im Laufe der Jahre lernen viele Betroffene, wie sie ihren Stress aktiv managen müssen, um Migräneanfällen vorzubeugen. Dies führt oft zu einer stärkeren Entwicklung von Fähigkeiten wie Entspannungstechniken, Meditation oder Atemübungen. Manche Migräniker entdecken durch Migräne eine Form der Achtsamkeit, die nicht nur bei der Schmerzlinderung hilft, sondern auch im Alltag eine tiefe Ruhe und Klarheit schafft. Betroffene, die lernen, Migräne zu bewältigen, werden oft ruhiger und gelassener, auch in anderen stressigen Lebenssituationen.

3. Einfühlungsvermögen und Mitgefühl
Migräne hat das Potenzial, Betroffene nicht nur mit ihren eigenen physischen und psychischen Herausforderungen zu konfrontieren, sondern auch mit den sozialen und emotionalen Auswirkungen einer chronischen Krankheit. Viele Migräniker entwickeln durch ihre Erfahrungen eine tiefe Empathie für andere, die mit gesundheitlichen Einschränkungen oder chronischen Krankheiten kämpfen. Sie können besser nachvollziehen, wie es sich anfühlt, von anderen missverstanden oder nicht ernst genommen zu werden. Dies fördert nicht nur das persönliche Mitgefühl, sondern stärkt auch zwischenmenschliche Beziehungen und lässt den Einzelnen zu einem sensibleren und verständnisvolleren Menschen werden.

4. Erhöhte Kreativität und Problemlösungsfähigkeiten
Obwohl Migräne viele Menschen dazu zwingt, sich mit einer Vielzahl von Einschränkungen auseinanderzusetzen, kann der Umgang mit dieser Krankheit auch die Fähigkeit zur Problemlösung und kreativen Denkweise fördern. Menschen, die mit Migräne leben, müssen oft kreative Lösungen finden, um mit den physischen und psychischen Belastungen umzugehen. Sie entwickeln individuelle Strategien zur Schmerzbewältigung, sei es durch eine

bestimmte Ernährung, alternative Heilmethoden oder das Finden von Ruheplätzen, die sie vor den nächsten Anfällen schützen. Diese Fähigkeit, aus der Not heraus kreative Lösungen zu entwickeln, kann in vielen Bereichen des Lebens von Vorteil sein – sei es bei der Arbeit, im Alltag oder in zwischenmenschlichen Beziehungen.

5. Eine neue Wertschätzung für das Leben

Es mag paradox klingen, doch die Auseinandersetzung mit einer chronischen Krankheit wie Migräne kann zu einer tieferen Wertschätzung für das Leben und die eigenen Gesundheitsressourcen führen. Der ständige Umgang mit den Einschränkungen durch Migräne kann dazu führen, dass Menschen die Zeiten ohne Schmerzen intensiver genießen. Sie lernen, den Moment zu schätzen, wenn der Kopf frei ist und sie sich gesund fühlen. Diese Wertschätzung kann dazu führen, dass Betroffene insgesamt eine positivere Einstellung zum Leben entwickeln und das Gute, das im Alltag liegt, besser wahrnehmen.

Fazit

Es ist unbestreitbar, dass Migräne eine erhebliche Belastung darstellt und für viele Menschen eine wahre Lebensqual bedeutet. Die Schmerzen, die häufig mit Migräne verbunden sind, sind kein »Vorteil«, und die Auswirkungen auf das tägliche Leben sind keineswegs zu unterschätzen. Doch im Prozess des Umgangs mit Migräne entwickeln manche Betroffene tiefere Einsichten in sich selbst, ihre körperlichen und emotionalen Bedürfnisse sowie in die Bedürfnisse anderer. Diese »Vorteile« sind nicht die Lösung des Problems, aber sie zeigen, wie Menschen trotz oder vielleicht sogar wegen einer Krankheit ihr Leben anreichern und verändern können.

Es ist wichtig, zu betonen, dass Migräne als medizinische Herausforderung ernst genommen werden muss, und eine angemessene Behandlung und Unterstützung sind von entscheidender Bedeutung. Aber in der menschlichen Fähigkeit, mit Widrigkeiten umzugehen, liegt eine beeindruckende Resilienz, die Menschen oft dazu führt, das Beste aus ihrer Situation zu machen – selbst, wenn es nur die kleinen, weniger sichtbaren »Vorteile« sind, die sich im Laufe der Zeit entwickeln.

Migräne im Alter

Wie Betroffene auch im späteren Lebensabschnitt damit umgehen können

Migräne ist eine Erkrankung, die oft mit jungen Erwachsenen und Kindern in Verbindung gebracht wird, aber auch im höheren Lebensalter eine Rolle spielen kann. Auch wenn viele Menschen glauben, dass Migräne im Alter abnimmt oder gar verschwindet, ist dies nicht immer der Fall. Es gibt viele ältere Menschen, die weiterhin unter Migräne leiden oder bei denen Migräne erstmals im späteren Leben auftritt. Ich möchte hier die Besonderheiten von Migräne im Alter beleuchten, wie sie sich von Migräne in jüngeren Jahren unterscheidet und welche speziellen Herausforderungen und Behandlungsansätze es gibt.

Ein Überblick

Migräne im Alter betrifft nicht nur ältere Erwachsene, sondern auch Senioren. Etwa fünf bis zehn Prozent der Betroffenen im fortgeschrittenen Alter berichten von Migräneanfällen. Während Migräne in der Regel in der Jugend oder im jungen Erwachsenenalter beginnt, kann sie in der späten Lebensphase aus verschiedenen

Gründen weiterhin bestehen oder sogar erstmals auftreten. Ein Phänomen, das besonders häufig bei Frauen nach den Wechseljahren zu beobachten ist.

Die Besonderheiten der Migräne im Alter

Die Migräne bei älteren Erwachsenen kann sich in mehreren Aspekten von der Migräne in jungen Jahren unterscheiden:

Weniger häufige Anfälle

Viele Menschen, die im jungen Erwachsenenalter unter Migräne litten, berichten, dass die Häufigkeit der Anfälle im Alter abnimmt. Es ist jedoch nicht garantiert, dass Migräne im höheren Alter verschwinden wird, und einige erleben auch weiterhin regelmäßige Anfälle.

Andere Schmerzqualitäten

Der Charakter der Schmerzen kann sich bei älteren Erwachsenen verändern. Statt der klassischen pochenden oder einseitigen Schmerzen, die Migräne in der Jugend und im jungen Erwachsenenalter begleiten, können bei älteren Menschen die Schmerzen auch dumpf und beidseitig auftreten.

Migräne ohne Aura

Ältere Betroffene haben häufiger Migräneanfälle ohne Aura. Bei jüngeren Menschen sind Migräneanfälle oft von einer Aura begleitet, die – wie oben beschrieben – visuelle oder sensorische Störungen mit sich bringt. Im höheren Lebensalter tritt diese Vorphase der Migräne bei vielen Betroffenen weniger häufig oder gar nicht mehr auf.

Veränderung der Triggerfaktoren
Im Alter können sich die auslösenden Faktoren für Migräne verändern. Während Stress, Schlafmangel oder bestimmte Nahrungsmittel in jüngeren Jahren die Hauptauslöser sind, können im Alter auch Veränderungen im Hormonhaushalt, Schlafstörungen, Medikamente, Wetterwechsel oder sogar beginnende chronische Erkrankungen zu Migräneanfällen führen.

Begleitende Erkrankungen
Im höheren Alter sind Menschen oft von anderen gesundheitlichen Problemen betroffen, die Migräne beeinflussen können. Dazu gehören zum Beispiel Bluthochdruck, Arthritis oder Diabetes. Auch die Einnahme von Medikamenten zur Behandlung anderer Erkrankungen kann als Auslöser oder Verstärker von Migräne dienen.

Migräne zum ersten Mal im Alter
Es ist möglich, dass Migräne erstmals im Alter von fünfzig Jahren oder sogar später auftritt, was als »späte Migräne« bezeichnet wird. In solchen Fällen kann es eine Herausforderung sein, die richtige Diagnose zu stellen, da Migräne nicht sofort mit den Kopfschmerzen älterer Menschen assoziiert wird. Kopfschmerzen im Alter werden oft als »normale« Alterserscheinung oder als Resultat anderer Gesundheitsprobleme wie Bluthochdruck oder Muskelverspannungen gedeutet.

Wichtige Hinweise für die Diagnose:

- **Ungewöhnliche Schmerzcharakteristika**: Wenn Kopfschmerzen plötzlich auftreten und anhaltend oder wiederkehrend sind, sollte ein Arzt die Möglichkeit von Migräne in Betracht ziehen.

- **Begleitende Symptome**: Übelkeit, Erbrechen, Licht- oder Geräuschempfindlichkeit können starke Hinweise auf Migräne auch im Alter geben.

- **Häufige Verwechslung mit anderen Erkrankungen**: Migräne wird bei älteren Erwachsenen häufig mit anderen Krankheiten wie Clusterkopfschmerzen oder Spannungskopfschmerzen verwechselt. Ein erfahrener Arzt sollte in solchen Fällen genaue diagnostische Untersuchungen durchführen.

Migräne und die Behandlung im Alter

Die Behandlung von Migräne im Alter kann eine besondere Herausforderung darstellen, da viele ältere Menschen mehrere gesundheitliche Probleme haben und daher möglicherweise eine Vielzahl von Medikamenten einnehmen. Bei der Wahl der geeigneten Behandlung muss darauf geachtet werden, dass Medikamente keine Wechselwirkungen mit anderen Arzneimitteln haben und dass sie für ältere Menschen gut verträglich sind.

Medikamente

Medikamentöse Behandlungsmöglichkeiten bei Migräne im Alter ähneln denen für jüngere Menschen, allerdings müssen ältere Erwachsene oft mit einer niedrigen Dosierung beginnen, um Nebenwirkungen zu minimieren.

- **Akutbehandlung:** Schmerzmittel wie Paracetamol oder Ibuprofen sind häufig die ersten Optionen zur Linderung von Migräneschmerzen. Bei schweren Anfällen können Triptane in Betracht gezogen werden, jedoch muss hier auf Wechselwirkungen mit anderen Medikamenten geachtet werden, die der ältere Betroffene einnimmt.

- **Prophylaktische Behandlung:** Wenn Migräneanfälle häufig und schwer sind, kann auch eine langfristige Vorbeugung erforderlich sein. Hierzu kommen Medikamente wie Betablocker, Antidepressiva oder Antikonvulsiva zum Einsatz. Es ist wichtig, die Verträglichkeit dieser Medikamente im Alter sorgfältig zu überwachen.

Nicht medikamentöse Therapien

Neben Medikamenten gibt es auch viele nicht medikamentöse Behandlungsmöglichkeiten, die besonders im Alter hilfreich sein können:

- **Entspannungsverfahren** wie Progressive Muskelentspannung, Meditation oder Yoga können helfen, Migräneanfälle zu reduzieren.

- **Kognitive Verhaltenstherapie:** Eine psychotherapeutische Methode, die darauf abzielt, die Wahrnehmung und den Umgang mit Schmerz zu verändern, kann ebenfalls hilfreich sein.

- **Biofeedback:** Diese Methode lehrt Betroffene, ihre physiologischen Funktionen zu kontrollieren, um Schmerz zu lindern. Biofeedback kann vor allem bei älteren Betroffenen helfen, die ihre Migräne aus eigenem Antrieb besser steuern möchten.

Lebensstiländerungen

- **Regelmäßiger Schlaf:** Ein geregelter Schlafrhythmus ist entscheidend, um Migräneanfällen vorzubeugen.

- **Gesunde Ernährung:** Eine ausgewogene Ernährung und ausreichend Flüssigkeit sind wichtig, um Migräne zu vermeiden. Bestimmte Lebensmittel, wie zum Beispiel Schokolade oder gereifter Käse, sollten gemieden werden, wenn sie als Auslöser identifiziert wurden.

- **Stressreduktion:** Gerade im Alter kann Stress durch persönliche oder gesundheitliche Herausforderungen zunehmen. Entspannungstechniken und regelmäßige Pausen helfen dabei, Stress abzubauen.

- **Bewegung:** Regelmäßige körperliche Aktivität, wie zum Beispiel Spaziergänge oder leichte Übungen, kann Migräneanfällen vorbeugen und die allgemeine Lebensqualität steigern.

Fazit

Migräne im Alter ist gut behandelbar. Obwohl Migräne im Alter mit speziellen Herausforderungen verbunden ist, ist sie keineswegs unüberwindbar. Auch wenn sich die Symptome im Vergleich zu jüngeren Jahren ändern können, gibt es eine Vielzahl von Behandlungsmöglichkeiten, um die Migräne unter Kontrolle zu halten und die Lebensqualität zu verbessern. Eine enge Zusammenarbeit mit dem behandelnden Arzt, die Berücksichtigung von Wechselwirkungen mit anderen Medikamenten und eine angepasste Lebensführung sind entscheidend, um Migräne auch im höheren Alter zu managen. Letztlich ist es wichtig, dass ältere Betroffene sich nicht entmutigen lassen und die Hilfe suchen, die sie benötigen, um ihre Beschwerden zu lindern und ein aktives Leben zu führen.

Migräne am Arbeitsplatz

Strategien für ein besseres Arbeitsumfeld

Für viele Migräniker kann die Arbeit zur Herausforderung werden, da sie häufig mit anstrengenden, stressigen oder reizintensiven Umgebungen konfrontiert sind, die Migräneanfälle auslösen oder verstärken können. Ich möchte hier ein paar praktische Tipps geben, wie Betroffene ihre Arbeitsumgebung so gestalten können, dass sie trotz der Erkrankung produktiv und gesund bleiben.

Die Auswirkungen von Migräne auf die Arbeit

Migräne kann sich auf viele verschiedene Arten auf den Arbeitsalltag auswirken. Zu den häufigsten Symptomen gehören:

- Starke Kopfschmerzen, die mit Übelkeit, Licht-, Geräuschempfindlichkeit und oft auch mit Seh- oder Sprachstörungen verbunden sind.
- Konzentrationsprobleme und verminderte Leistungsfähigkeit.
- Unvorhersehbare Krankheitsausfälle, die es schwierig machen, Arbeitszeiten zu planen und Projekte einzuhalten.

Für viele Betroffene kann dies zu einer erheblichen Belastung führen, sowohl körperlich als auch emotional. Ein Migräneanfall kann das Gefühl von Kontrolle und Produktivität stark beeinträchtigen und zu Frustration und Angst vor weiteren Ausfällen führen.

Mögliche Migräneauslöser am Arbeitsplatz

Einige Arbeitsumgebungen sind besonders reizintensiv und können Migräneanfälle begünstigen. Zu den häufigsten Auslösern am Arbeitsplatz gehören:

Licht und Bildschirmarbeit
Starkes, grelles Licht oder flimmernde Bildschirmbilder sind für viele Betroffene ein häufiger Trigger. Besonders in Büros, die mit Kunstlicht beleuchtet werden, können diese Bedingungen Migräneanfälle verstärken.

Tipps:

- Indirekte Beleuchtung bevorzugen, um grelles Licht zu vermeiden.
- Einen Bildschirmfilter oder spezielle blaufilternde Brillen verwenden, um die Augen zu entlasten.
- Regelmäßige Pausen einplanen, um den Augen eine Auszeit vom Bildschirm zu gönnen.
- Fensterabdeckungen oder Rollos nutzen, um das natürliche Licht zu regulieren und Blendeffekte zu minimieren.

Lärm
Lärm, insbesondere in offenen Büros oder lauten Arbeitsumgebungen, kann Migräne begünstigen, da viele Patienten empfindlich auf Geräusche reagieren.

Tipps:

- Kopfhörer oder idealerweise Geräuschunterdrückungskopfhörer tragen, um störende Geräusche zu minimieren.
- Wenn möglich, an einem ruhigen Arbeitsplatz oder in einem Abteilungsbüro arbeiten.
- Ein ruhiger Rückzugsort kann im Notfall helfen, sich für kurze Zeit von der Lärmbelastung zu erholen.

Stress und Arbeitsdruck
Stress ist einer der Hauptauslöser für Migräneanfälle. Hohe Arbeitsbelastung, enge Deadlines und zwischenmenschliche Konflikte können den Stresslevel erhöhen und Migräne auslösen.

Tipps:
- Pausen einhalten und regelmäßig kurze Entspannungsübungen wie Tiefenatmung oder Achtsamkeit durchführen.
- Prioritäten setzen und den Arbeitsaufwand in kleinere, überschaubare Einheiten unterteilen, um Überlastung zu vermeiden.
- Mit Vorgesetzten oder Kollegen offen über die eigene Erkrankung sprechen und flexible Arbeitszeiten oder Arbeitsmodelle, zum Beispiel Homeoffice, anfragen.

Unregelmäßige Mahlzeiten und Dehydration
Migräne wird häufig durch unregelmäßige Mahlzeiten oder Dehydration begünstigt. In stressigen Arbeitsumfeldern vergessen viele, ausreichend zu trinken oder sich gesund zu ernähren.

Tipps:
- Wasserflasche immer griffbereit haben, um regelmäßig Flüssigkeit zu sich zu nehmen.
- Gesunde Snacks wie Nüsse, Obst oder Vollkornprodukte zur Hand haben, um Blutzuckerschwankungen zu vermeiden.
- An feste Mahlzeitenzeiten denken, um eine ausgewogene Ernährung zu gewährleisten.

Chemische Gerüche und Reizstoffe
Parfüms, Reinigungsmittel oder andere chemische Gerüche, die am Arbeitsplatz verwendet werden, können bei Betroffenen die Symptome verschärfen.

Tipps:

- Ein luftreinigendes Raumklima schaffen oder auf umweltfreundliche Reinigungsmittel zurückgreifen.
- Mit Kollegen oder Vorgesetzten über die Auswirkungen von Parfüm oder chemischen Gerüchen sprechen und gegebenenfalls rauchfreie Zonen einrichten.

Strategien zur Anpassung des Arbeitsplatzes

Ergonomischer Arbeitsplatz

Ein ergonomisch gestalteter Arbeitsplatz ist nicht nur wichtig für die körperliche Gesundheit, sondern kann auch Migräneanfälle verhindern. Eine falsche Körperhaltung und ständiges Sitzen können zu Verspannungen im Nacken und Rücken führen, die Migräne begünstigen.

Tipps:

- Achten Sie auf einen ergonomischen Stuhl, der eine aufrechte Haltung fördert und die Belastung des Nackens minimiert.
- Stellen Sie den Bildschirm auf Augenhöhe ein, um den Nacken zu entlasten.
- Verwenden Sie Steh-Sitz-Schreibtische, um zwischen Sitzen und Stehen abwechseln zu können und die Muskeln zu lockern.

Flexible Arbeitszeiten und Homeoffice

Flexible Arbeitszeiten oder die Möglichkeit, im Homeoffice zu arbeiten, können Betroffenen helfen, ihre Symptome besser zu managen. Zu Hause haben Sie die Kontrolle über Ihre Umgebung, zum Beispiel in Bezug auf Lichtverhältnisse oder Lärmpegel.

Tipps:

- Sprechen Sie mit Ihrem Vorgesetzten über die Möglichkeit von flexiblen Arbeitszeiten oder die Option, von zu Hause aus zu arbeiten, besonders an Tagen, an denen Migräne droht oder sich ankündigt.
- Versuchen Sie, regelmäßige Pausen einzubauen, um Ihre Konzentration zu verbessern und den Körper zu entlasten.

Notfallplan für Migräneanfälle

Es ist hilfreich, einen Notfallplan für den Fall eines Migräneanfalls zu haben. Dies kann helfen, Stress in akuten Situationen zu vermeiden und schnell die richtigen Maßnahmen zu ergreifen.

Tipps:

- Einen ruhigen Rückzugsort im Büro vereinbaren, an dem Sie sich im Notfall ausruhen oder den Anfall auskurieren können.
- Sprechen Sie mit Ihrem Vorgesetzten oder Personalmanagement über Ihre Erkrankung und bitten Sie um Verständnis und Unterstützung.
- Stellen Sie sicher, dass Sie Schmerzmittel oder andere Medikamente griffbereit haben, um Ihre Migräneanfälle frühzeitig zu behandeln.

Offene Kommunikation am Arbeitsplatz

Eine der größten Hürden für Betroffene im Berufsleben ist oft die Unsicherheit darüber, wie offen sie mit ihrer Erkrankung umgehen sollen. Viele Menschen schämen sich, ihre Migräne anzusprechen, aus Angst, als weniger leistungsfähig wahrgenommen zu werden. Doch eine offene Kommunikation kann langfristig dazu beitragen, Missverständnisse zu vermeiden und die Arbeitsumgebung an die Bedürfnisse der Betroffenen anzupassen.

Tipps:

- Offenheit mit Vorgesetzten und Kollegen pflegen, um das Verständnis für die Krankheit zu fördern. Ein offenes Gespräch kann Missverständnisse ausräumen und für mehr Akzeptanz sorgen.
- Ein ärztliches Attest oder eine schriftliche Bestätigung von einem Spezialisten kann helfen, die Migräne als ernsthafte Erkrankung zu legitimieren.
- Setzen Sie sich selbst realistische Ziele und erwarten Sie nicht immer Höchstleistungen – es ist wichtig, sich selbst nicht zu überfordern.

Fazit

Migräne am Arbeitsplatz zu managen, erfordert sowohl eine proaktive Anpassung der Arbeitsumgebung als auch eine gute Kommunikation mit Kollegen und Vorgesetzten. Indem Sie herausfinden, welche Faktoren Migräne auslösen, und gezielt Maßnahmen ergreifen, um diesen zu begegnen, können Sie Ihre Arbeitsumgebung so gestalten, dass Sie Ihre Symptome minimieren und Ihre Produktivität maximieren. Ein respektvoller Umgang und ein Verständnis für Ihre Bedürfnisse am Arbeitsplatz sind entscheidend für ein gutes Arbeitsumfeld und eine bessere Lebensqualität trotz Migräne.

Migräne und Work-Life-Balance

Wie die richtige Balance die Schmerzen lindern kann

Migräne ist, wie gesagt, mehr als nur Kopfschmerz – Lärmempfindlichkeit, Übelkeit, visuelle Störungen und starke Schmerzen sind typische Begleiter. Viele Auslöser – sogenannte Trigger – sind bekannt: hormonelle Schwankungen, Ernährung, Schlafmangel oder Wetterwechsel. Ein besonders häufiger Auslöser bleibt jedoch oft unbeachtet: Stress. Genau hier setzt das Konzept der Work-Life-Balance an.

Warum eine gute Work-Life-Balance bei Migräne hilft
Stress im Beruf, fehlende oder unzureichende Erholung und Dauerbelastung sind häufige Begleiterscheinungen eines modernen Arbeitslebens. Für Betroffene kann das zur echten Belastungsprobe werden. Eine ausgewogene Work-Life-Balance kann dabei helfen, diesen Kreislauf zu durchbrechen:

- **Stressreduktion:** Weniger Überstunden, klare Abgrenzung von Arbeitszeit und Freizeit – das senkt den inneren Druck und beugt Migräneanfällen vor.

- **Bessere Schlafqualität:** Regelmäßige Tagesabläufe und digitale Pausen am Abend fördern einen gesunden Schlaf, ein entscheidender Faktor bei Migräne.

- **Mehr Raum für Prävention:** Ausgewogene Ernährung, regelmäßige Bewegung und Entspannungstechniken lassen sich einfacher integrieren, wenn nicht alles dem Job untergeordnet ist.

- **Stärkere Selbstwahrnehmung:** Eine gesunde Work-Life-Balance fördert die Achtsamkeit – Warnsignale des Körpers können so früher erkannt werden.

Praktische Übungen für Alltag und Beruf

Wie lässt sich diese Balance im Alltag umsetzen? Hier sind fünf einfache, aber wirkungsvolle Methoden:

1. Achtsamkeit und Meditation
Schon zehn Minuten tägliche Meditation können helfen, den Geist zu beruhigen und das Nervensystem zu stabilisieren. Besonders geeignet: Atemübungen oder einfache Body Scans.

2. Progressive Muskelentspannung
Die Technik nach Jacobson hilft, unbewusste Muskelanspannung zu lösen – ein typischer Vorbote bei Migräne. Die Übungen sind leicht zu erlernen und auch im Büroalltag durchführbar.

3. Bewegung als Ausgleich
Regelmäßige Bewegung – zum Beispiel Yoga, Nordic Walking oder Radfahren – bringt den Kreislauf in Schwung und sorgt für Entlastung im Kopf. Ideal: drei bis vier Einheiten à dreißig Minuten pro Woche.

4. Mikropausen im Job
Jede Stunde fünf Minuten Pause – das klingt wenig, hat aber große Wirkung. Kurz aufstehen, Fenster öffnen, bewusst atmen – so wird Überforderung vorgebeugt.

5. Digitale Entgiftung
Mindestens eine Stunde vor dem Schlafen keine Bildschirme mehr: So kann das Gehirn besser abschalten, Melatonin wird ausgeschüttet, die Schlafqualität steigt – alles essenziell bei Migräne.

Fazit

Migräne lässt sich nicht »wegorganisieren«, aber durch eine bewusste Gestaltung von Arbeit und Freizeit deutlich beeinflussen. Eine gesunde Work-Life-Balance ist dabei keine Modeerscheinung, sondern ein wirksames Werkzeug für mehr Lebensqualität – gerade für Menschen mit Migräne. Wer auf sich achtet, Grenzen setzt und regelmäßige Erholung zulässt, legt den Grundstein für mehr Wohlbefinden und weniger Schmerz.

Kleine Schritte, große Wirkung!

Migräne und die Not-to-do-Liste

Eine »Not-to-do-Liste« ist das Gegenstück zur klassischen To-do-Liste – sie enthält Dinge, die Sie nicht tun wollen oder sollen. Besonders bei Migräne kann so eine Liste sehr hilfreich sein, um Trigger zu vermeiden, Überforderung zu reduzieren und Ihre Energie besser einzuteilen.

Was ist eine Not-to-do-Liste?

Eine Not-to-do-Liste listet Verhaltensweisen, Gewohnheiten oder Aufgaben auf, die Ihnen schaden, stressen oder unnötig Energie rauben – Dinge, die Sie bewusst vermeiden wollen.

Wie erstellen Sie sich eine Not-to-do-Liste?

Beobachtung: Achten Sie auf Situationen oder Tätigkeiten, die Migräne auslösen oder verschlimmern.

Reflexion
Fragen Sie sich:

- »Was überfordert mich?«
- »Was bringt mir nichts, außer Stress?«
- »Welche Verpflichtungen kann ich reduzieren?«

Schreiben: Notieren Sie sich Dinge konkret:

- »Nicht mehr als zwei Stunden am Bildschirm ohne Pause!«
- »Kein Kaffee nach 15 Uhr!«
- »Keine Gespräche mit Person XY, wenn ich schon gestresst bin!«

Regelmäßig anpassen: Ihre Liste ist flexibel – passen Sie diese regelmäßig an, wenn Sie neue Erkenntnisse haben.

Beispiele für eine Migräne-not-to-do-Liste:
- »Nicht ohne Frühstück aus dem Haus gehen!«
- »Nicht über meine Grenzen arbeiten, zum Beispiel keine Überstunden!«
- »Nicht länger als 30 Minuten Mittagsschlaf halten!«
- »Nicht alle Termine in eine Woche quetschen!«
- »Nicht zu viel Bildschirmzeit ohne Pause!«

Vorteile bei Migräne

- Vorbeugung: Sie identifizieren Trigger und meiden diese bewusst.
- Selbstfürsorge: Sie schützen Ihre Energie und Ihren Körper.
- Klarheit und Fokus: Weniger Stress durch klarere Prioritäten.
- Grenzen setzen: Sie lernen, Nein zu sagen – auch zu sich selbst.
- Bessere Lebensqualität: Weniger Anfälle durch bewussten Umgang mit Auslösern.

Fazit

Eine Not-to-do-Liste ist weit mehr als nur eine umgekehrte To-do-Liste – sie ist ein kraftvolles Instrument zur Selbstfürsorge, besonders bei Migräne. Sie hilft Ihnen, ungünstige Gewohnheiten, Stressoren und Trigger bewusst zu erkennen und zu vermeiden. Das schafft Raum für mehr Energie, mehr Gelassenheit und weniger Attacken. Statt ständig gegen Symptome zu kämpfen, unterstützt Sie die Liste dabei, proaktiv mit Ihrer Gesundheit umzugehen – indem Sie Prioritäten setzen, Überforderung reduzieren und sich klar von Dingen abwenden, die Ihnen nicht guttun.

Kurz gesagt: Die Not-to-do-Liste ist ein einfacher, aber effektiver Schritt zu einem gesünderen Alltag, der den durch Migräne ausgelösten Beschwerden begegnet – selbstbestimmt, achtsam und entlastend.

Obacht beim Schlaf-Wach-Rhythmus

Der Schlaf-Wach-Rhythmus, auch zirkadianer Rhythmus genannt, ist ein biologischer Prozess, der unseren Schlaf und unsere Wachphasen steuert. Wenn dieser Rhythmus gestört ist, kann dies Migräne auslösen oder bestehende Migräne-Symptome verschlimmern. Umgekehrt kann Migräne auch den Schlaf beeinträchtigen, was diesen Kreislauf weiter verstärken kann.

Zusammenhang zwischen Migräne und Schlaf-Wach-Rhythmus

- **Schlafmangel und Migräne**: Ein unregelmäßiger Schlaf-Wach-Rhythmus oder Schlafmangel sind bekannte Auslöser von Migräneattacken. Menschen, die oft zu wenig Schlaf bekommen oder ihre Schlafzeiten stark variieren, haben ein höheres Risiko, Migräne zu entwickeln. Insbesondere kann das Fehlen eines konsistenten Schlafplans den Körper stressen und die Wahrscheinlichkeit für Migräne erhöhen.

- **Zu viel Schlaf**: Ebenso kann zu viel Schlaf, insbesondere wenn dieser unregelmäßig oder an einem Tag nach einem langen Wachzustand erfolgt, eine Migräne hervorrufen. Dies passiert häufig bei Menschen, die am Wochenende oder nach einer Periode der Schlafentbehrung diesen »nachholen«, was den Körper aus seinem natürlichen Rhythmus wirft.

- **Störungen des zirkadianen Rhythmus**: Der zirkadiane Rhythmus ist eng mit der Ausschüttung von Hormonen wie Melatonin und Cortisol verbunden, die den Schlaf und das Wachsein regulieren. Ein gestörter Rhythmus, zum Beispiel durch Schichtarbeit oder Jetlag, kann die Migräne-Frequenz erhöhen, weil er das Gleichgewicht dieser Hormone stört.

- **Schlafqualität und Migräne**: Auch eine schlechte Schlafqualität, wie sie durch Schlafapnoe, Insomnie oder andere Schlafstörungen verursacht wird, kann Migräneattacken begünstigen. Schlechter oder nicht erholsamer Schlaf führt zu einer erhöhten Anfälligkeit für Migräne, da der Körper nicht die nötige Erholung und Regeneration bekommt.

Was kann man gegen Migräne im Zusammenhang mit dem Schlaf-Wach-Rhythmus tun?

- **Regelmäßiger Schlaf-Wach-Rhythmus**: Einer der wichtigsten Schritte, um Migräne zu vermeiden, ist die Etablierung eines regelmäßigen Schlafplans. Versuchen Sie, jeden Tag zur gleichen Zeit ins Bett zu gehen und zur gleichen Zeit aufzustehen, auch am Wochenende. Ein konstanter Rhythmus hilft dabei, den zirkadianen Rhythmus zu stabilisieren und das Risiko von Migräne zu verringern.

- **Ausreichend Schlaf**: Achten Sie darauf, ausreichend Schlaf zu bekommen, idealerweise zwischen sieben und neun Stunden pro Nacht für Erwachsene. Zu wenig Schlaf kann Migräne auslösen, aber auch zu viel Schlaf kann problematisch sein. Es ist wichtig, eine ausgewogene Schlafdauer zu finden, die Ihrem Körper hilft, sich zu erholen, ohne ihn aus dem Rhythmus zu bringen.

- **Schlaffördernde Gewohnheiten**: Entwickeln Sie eine entspannende Abendroutine, um die Schlafqualität zu verbessern. Vermeiden Sie koffeinhaltige Getränke, Alkohol oder schwere

Mahlzeiten kurz vor dem Schlafengehen. Auch elektronische Geräte wie Handys oder Computer können den Schlaf stören, da sie die Produktion von Melatonin beeinträchtigen. Versuchen Sie, mindestens eine Stunde vor dem Schlafen auf Bildschirme zu verzichten.

- **Entspannungstechniken**: Stress ist ein bekannter Migräneauslöser. Daher können Entspannungsübungen wie Meditation, tiefes Atmen oder Yoga helfen, Stress abzubauen und die Schlafqualität zu verbessern. Auch Autogenes Training oder Progressive Muskelentspannung können nützlich sein.

- **Lichtverhältnisse und Temperatur**: Sorgen Sie für eine dunkle, ruhige und gut belüftete Schlafumgebung. Helle Lichter und Lärm können das Einschlafen erschweren. Eine angenehme Raumtemperatur, ideal sind etwa 18 bis 20 Grad Celsius, trägt ebenfalls zu einer besseren Schlafqualität bei.

- **Vermeidung von Nahrungsmitteltriggern**: Bestimmte Lebensmittel, wie Schokolade, Käse, Koffein oder alkoholische Getränke, können Migräne auslösen. Wenn Sie wissen, dass bestimmte Lebensmittel bei Ihnen Migräne begünstigen, vermeiden Sie diese vor dem Schlafengehen.

- **Behandlung von Schlafstörungen**: Wenn Sie an Schlafstörungen wie Schlafapnoe oder Insomnie leiden, ist es wichtig, diese Erkrankungen zu behandeln. Ein gestörter Schlaf kann die Migräne verschärfen. In solchen Fällen kann eine ärztliche Untersuchung notwendig sein, um eine gezielte Therapie zu finden.

- **Medikamentöse Behandlung**: Wenn Migräne häufig auftritt und nicht durch Änderungen im Lebensstil kontrolliert werden kann, kann der Arzt Medikamente verschreiben. Diese können entweder präventiv eingenommen oder im Falle eines akuten Migräneanfalls verwendet werden. Auch bestimmte Medikamente, die den Schlaf verbessern, können in einigen Fällen hilfreich sein.

- **Kognitive Verhaltenstherapie**: In einigen Fällen kann eine Kognitive Verhaltenstherapie helfen, mit Stress, Schlafproblemen und Migräne besser umzugehen. CBT (Cognitive Behavioral Therapy) ist eine effektive Therapie, um schädliche Denkmuster zu ändern, die sowohl Migräne als auch Schlafstörungen fördern können.

Fazit

Migräne und der Schlaf-Wach-Rhythmus stehen in enger Verbindung. Eine regelmäßige Schlafroutine, ausreichend Schlaf, eine entspannende Abendgestaltung und die Vermeidung von Schlafstörungen sind wichtige Schritte, um Migräne zu verhindern oder zu lindern. Wenn die Beschwerden weiterhin bestehen oder sich verschlimmern, ist es ratsam, einen Arzt aufzusuchen, um weitere Ursachen zu klären und eine gezielte Behandlung zu erhalten.

Wetter- und Temperaturschwankungen

Migräne und Wetterbedingungen sind ein häufiges Thema für viele Betroffene. Erfahrungen zeigen, dass bestimmte Wetterbedingungen eine Migräneattacke auslösen oder verstärken können. Die genaue Ursache dieser Zusammenhänge ist nicht vollständig geklärt, aber es gibt verschiedene Theorien, die auf physiologische und Umweltfaktoren hinweisen.

Luftdruckänderungen

Luftdruckschwankungen, wie sie oft bei Wetterfronten oder bei einem bevorstehenden Sturm auftreten, können Migräneanfälle auslösen. Der Luftdruck beeinflusst die Sinusdrüsen und die Blutzirkulation, was bei Betroffenen zu einer Verschlechterung der Symptome führen kann. Diese Druckveränderungen können das Gehirn und die Blutgefäße destabilisieren, was Kopfschmerzen begünstigt.

Was man tun kann:

- **Wetterüberwachung**: Wenn Sie wissen, dass ein Wetterwechsel bevorsteht, zum Beispiel durch eine Wetter-App oder durch die Beobachtung, können Sie präventiv handeln. Dazu gehören Ruhephasen und die Anwendung von Entspannungstechniken.

- **Medikamentöse Prävention**: Bei manchen Betroffenen hilft die Einnahme von Migränemedikamenten oder spezifischen Migräneprophylaktika, wenn sie vor einem erwarteten Wetterwechsel eingenommen werden.

Temperaturschwankungen (Extremwetter)

Extreme Temperaturen, sowohl Kälte als auch Hitze, sind bekannte Auslöser für Migräne. Zu viel Sonneneinstrahlung, besonders bei hohen Temperaturen im Sommer, kann Kopfschmerzen verstärken. Andererseits kann extreme Kälte, besonders bei plötzlichen Temperaturwechseln, auch die Blutzirkulation beeinflussen und Migräne hervorrufen.

Was man tun kann:

- **Kleidung und Schutz**: Bei extremer Kälte sollte man sich warm anziehen und Wind oder Kälte von Kopf und Nacken fernhalten, zum Beispiel mit einem Schal oder einer Mütze. Im Sommer hilft es, sich vor direkter Sonneneinstrahlung zu schützen, zum Beispiel durch das Tragen eines Hutes oder das Auftragen von Sonnencreme.

- **Konditionierung**: Sich langsam an Temperaturänderungen gewöhnen, anstatt plötzlich zwischen heißen und kalten Umgebungen hin und her zu wechseln, kann helfen.

Hohe Luftfeuchtigkeit und Regen

Hohe Luftfeuchtigkeit und wechselhaftes Wetter, wie es oft mit Regen verbunden ist, können ebenfalls Migräneanfälle auslösen. Die feuchte Luft hat Einfluss auf den Luftdruck und die Atemqualität, was die Blutzirkulation und den allgemeinen Zustand des Körpers beeinträchtigen kann.

Was man tun kann:

- **Ruhe und Frischluft**: An Tagen mit hoher Luftfeuchtigkeit kann es helfen, einen ruhigen Raum zu suchen und für ausreichend Belüftung zu sorgen. Frische Luft, vorzugsweise bei mildem Wind, kann die Symptome lindern.

- **Hydration**: Eine ausreichende Flüssigkeitszufuhr ist wichtig, da Dehydrierung Kopfschmerzen verstärken kann, besonders bei feuchtem Wetter. Trinken Sie viel Wasser oder ungesüßte Tees, um hydratisiert zu bleiben.

Starker Wind

Wind und plötzliche Veränderungen der Windverhältnisse können den Luftdruck beeinflussen und bei empfindlichen Personen Migräne auslösen. Besonders starker Wind kann den Kopf und die Nackenmuskulatur belasten und so zu Verspannungen führen, die Migräne verschärfen.

Was man tun kann:

- **Vermeiden Sie windige Gebiete**: Wenn starker Wind vorhergesagt wird, versuchen Sie, den Aufenthalt draußen zu minimieren. Wenn Sie draußen sind, schützen Sie Ihren Kopf und Nacken durch eine Mütze oder einen Schal.

- **Entspannungstechniken**: Verspannungen im Nacken und in den Schultern können Migräne begünstigen. Regelmäßige Dehnübungen, Massagen oder Yoga können helfen, solche Verspannungen zu vermeiden.

Lichtempfindlichkeit und UV-Strahlung

Starke Sonneneinstrahlung oder auch plötzliches, intensives Licht, wie bei hellen, sonnigen Tagen, kann Migräneattacken begünstigen. UV-Strahlen und hohe Helligkeit reizen das visuelle System und können Migräne auslösen, besonders bei Betroffenen, die ohnehin lichtempfindlich sind.

Was man tun kann:

- **Sonnenbrillen**: Das Tragen von Sonnenbrillen mit UV-Schutz kann helfen, die Lichtempfindlichkeit zu reduzieren und Migräneanfälle zu vermeiden.

- **Vermeiden Sie grelles Licht**: Wenn Sie sich in einer Umgebung mit grellem Licht aufhalten, versuchen Sie, in einen schattigen Bereich zu gehen oder eine dimmbare Beleuchtung zu verwenden.

Tipps zur Prävention von Migräne bei Wetterwechseln

- **Regelmäßige Mahlzeiten**: Überspringen Sie keine Mahlzeiten, da niedriger Blutzucker ebenfalls Migräne auslösen kann.
- **Ausreichender Schlaf**: Eine regelmäßige Schlafroutine hilft, Migräne zu verhindern.

- **Stressbewältigung**: Stress ist ein weiterer wichtiger Auslöser. Entspannungstechniken wie Meditation, Progressive Muskelentspannung oder Achtsamkeit können helfen, Migräne vorzubeugen.

- **Akupunktur und alternative Therapien**: Einige Migräniker finden Linderung durch Akupunktur oder andere alternative Therapien.

Fazit

Das Wetter kann einen erheblichen Einfluss auf Migräne haben, und es ist wichtig, individuelle Auslöser zu identifizieren und entsprechende Maßnahmen zu ergreifen. Eine Kombination aus präventiven Maßnahmen, einem gesunden Lebensstil und gegebenenfalls medikamentöser Unterstützung kann helfen, Migräne zu kontrollieren und die Auswirkungen von Wetterwechseln zu minimieren.

Allergien – wenn der Pollenflug Kopfschmerzen auslöst

Viele Menschen freuen sich auf den Frühling – längere Tage, höhere Temperaturen und blühende Natur. Für andere beginnt jedoch eine Leidenszeit: Juckende Augen, verstopfte Nase, Niesen – klassische Symptome einer Pollenallergie. Doch was viele nicht wissen: Auch Migräneanfälle können sich in dieser Zeit häufen. Die Verbindung zwischen **Migräne und Pollenallergie** ist wissenschaftlich belegt und betrifft mehr Menschen, als man denkt.

Wie hängen Migräne und Pollenallergien zusammen?

Migräne ist, wie gesagt, eine neurologische Erkrankung, die durch eine Vielzahl von Faktoren ausgelöst werden kann – darunter Stress, Hormonschwankungen, bestimmte Nahrungsmittel und eben auch **Allergien**. Bei Heuschnupfen reagiert das Immunsystem überempfindlich auf eigentlich harmlose Pollen. Diese Immunreaktion löst eine Reihe von Prozessen aus, die Migräne begünstigen können:

Entzündungsreaktionen
Bei Kontakt mit Pollen schüttet das Immunsystem Entzündungsbotenstoffe wie Histamin, Prostaglandine und Zytokine aus. Diese Substanzen fördern die Entzündung in den Schleimhäuten – aber auch im Nervensystem, insbesondere rund um die Blutgefäße im Gehirn. Das kann eine Migräne triggern oder bestehende Schmerzen verstärken.

Histamin als Migränetrigger
Histamin spielt bei Allergien eine zentrale Rolle – es verursacht Juckreiz, Schwellungen und Schleimproduktion. Bei manchen Menschen ist der Abbau von Histamin gestört, was zu einer Histaminintoleranz führen kann. Histamin kann direkt auf das Nervensystem wirken und Migräne auslösen.

Sinusdruck und verstopfte Nasennebenhöhlen
Heuschnupfen führt oft zu einer verstopften Nase und geschwollenen Nebenhöhlen. Der dadurch entstehende Druck im Kopfbereich kann zu spannungsartigen Schmerzen oder sogar migräneartigen Symptomen führen, insbesondere wenn zusätzlich eine Reizung der Gesichtsnerven, zum Beispiel des Trigeminusnervs, erfolgt.

Beeinträchtigter Schlaf und Erschöpfung
Allergien können die Schlafqualität deutlich verschlechtern: Nächtliches Niesen, Atemnot oder juckende Augen verhindern erholsamen Schlaf. Schlafmangel wiederum ist ein bekannter Migränetrigger.

Was kann man dagegen tun?

Wenn Sie als Migräniker allergisch auf Pollen reagieren, gibt es eine Reihe von Maßnahmen, mit denen Sie die Beschwerden lindern oder Anfälle sogar vermeiden können.

Medikamentöse Maßnahmen:

1. **Antihistaminika:** Mittel wie Cetirizin, Loratadin oder Desloratadin blockieren die Histaminwirkung und lindern allergische Symptome. Manche Menschen berichten auch von einer Reduktion der Migräneanfälle.

2. **Kortisonhaltige Nasensprays:** Diese wirken lokal entzündungshemmend in den Schleimhäuten und verbessern die Nasenatmung.

3. **Migräneprophylaxe:** Bei häufigen Anfällen können Migräneprophylaktika in Rücksprache mit dem Arzt sinnvoll sein, zum Beispiel Betablocker, CGRP-Antikörper (Calcitonin Gene-Related Peptide) et cetera.

Alltags-Tipps zur Linderung:

1. **Pollen meiden:** An Tagen mit hoher Pollenbelastung, laut Pollenflugkalender oder App, möglichst drinnenbleiben, Fenster geschlossen halten und abends duschen, um Pollen von Haut und Haaren zu entfernen.

2. **Luftreiniger nutzen:** Spezielle HEPA-Filter (High-Efficiency Particulate Air) für die Wohnung können die Pollenbelastung in Innenräumen deutlich reduzieren.

3. **Sonnenbrille tragen:** Das schützt die Augen vor direktem Kontakt mit Pollen im Freien.

4. **Abends duschen:** Die Pollen setzen sich auf Haut und Haaren ab, deshalb sollten Sie abends unbedingt noch einmal duschen gehen. So verhindern Sie, dass die Pollen in der Nacht Ihre Symptome verschärfen.

5. **Schlaf optimieren:** Dunkle, ruhige Schlafräume, regelmäßige Schlafenszeiten und gegebenenfalls ein Nasenspray vor dem Schlafen verbessern die Erholung.

Langfristige Strategien:

1. **Allergietest machen lassen:** Beim Allergologen können Sie genau bestimmen lassen, auf welche Pollen Sie reagieren – das hilft, gezielter vorzubeugen.

2. **Hyposensibilisierung (Immuntherapie):** Diese Langzeitbehandlung reduziert die Überempfindlichkeit gegen Pollen und kann langfristig auch das Migräne-Risiko senken.

3. **Trigger-Tagebuch führen:** Notieren Sie regelmäßig Pollenflug, Symptome, Ernährung, Schlaf und Stress – das hilft, individuelle Muster zu erkennen und zu vermeiden.

Fazit

Der Zusammenhang zwischen **Pollenallergie und Migräne** ist komplex, aber real. Während die einen nur unter juckenden Augen leiden, spüren andere heftige Migräneanfälle, wenn die Pollen fliegen. Die gute Nachricht: Wer seine Allergie ernst nimmt, sie gezielt behandelt und Alltagsgewohnheiten etabliert, die der Migräne entgegenwirken, kann die Häufigkeit und Schwere der Anfälle deutlich verringern.

Wenn Sie regelmäßig in der Pollensaison unter Migräne leiden, lohnt sich der Gang zum Allergologen – und möglicherweise ein ganzheitlicherer Blick auf Ihre Gesundheit.

Migräne und …

Achtsamkeit

Warum Migräne und Achtsamkeit so gut zusammenpassen, möchte ich mit ein paar Beispielen beschreiben. Achtsamkeit bedeutet, den Moment zu achten, ohne zu bewerten und die Momente in vollen Zügen zu genießen. Vor allem aber bedeutet das, die möglichen Triggerpunkte für eine Migräne durch Achtsamkeit zu lokalisieren und natürlich im besten Fall zu umgehen.

Haben Sie schon einmal darüber nachgedacht, was auch immer in den Textnachrichten oder E-Mails steht oder welche Informationen die aktuellen Nachrichten von Deutschland und der Welt auch enthalten mögen, deren Inhalt sogar vielleicht einen möglichen Trigger darstellt, all das wird auch um neun oder zehn Uhr noch vorhanden sein? Viele andere Dinge werden jedoch vielleicht zwei Stunden später nicht mehr möglich sein. Wenn die Gelegenheiten dafür vorbei sind, war es das für den Rest des Tages oder vielleicht auch für den Rest des Lebens.

Um achtsam zu sein, die kostbaren Momente zu nutzen und zu genießen, ist es wichtig, im Hier und Jetzt zu sein – und zwar nicht nur körperlich, sondern auch mental. Das ist für die meisten Menschen kein Normalzustand. Viele hängen mit ihren Gedanken entweder in der Vergangenheit fest, beschäftigen sich mit Sorgen oder denken über die Zukunft nach. Dieses Denken ist meist von der Hoffnung begleitet, dass sich irgendwann ein zufriedener Zustand einstellen wird. Ein achtsamer Mensch hingegen achtet auf den Moment, ohne ihn jedoch zu bewerten. Das ist der zweite entscheidende Aspekt der Achtsamkeit.

Wir neigen dazu, alles permanent zu bewerten. Achtsam sein bedeutet, auf diese Bewertung zu verzichten und sich auf das zu konzentrieren, was gerade außerhalb der Gedanken ist. Eine einfache Übung dazu ist, sich auf das Atmen zu konzentrieren und dadurch Distanz zu den Gedanken zu schaffen. Wann es Ihnen vielleicht hilft, auf Ihren Atem zu achten, dazu habe ich hier zwei alltägliche Beispiele.

Es wird heutzutage erwartet, dass immer alles ganz schnell gehen muss. Das hat leider auch zur Folge, dass diese schnelllebige Kommunikation mit Unterstützung der digitalen Kanäle manchmal falsch verstanden werden kann. Das kann wiederum dann dazu führen, dass man in manchen Situationen mal tief durchatmen muss, bevor man sich über die unüberlegte Nachricht aufregt.

Wenn man sich zum Beispiel einfach mehr Zeit und Ruhe für gewisse Dinge nimmt, mal drüber nachdenkt oder besser mal zum Telefonhörer greift, statt wieder eine kurz angebundene Nachricht abzuschicken, kommt auch meistens das an, was man dem Gegenüber sagen möchte, und es führt nicht zu Missverständnissen, die wiederum Streit, Unwohlsein und Stress auslösen.

Ich glaube, jeder kennt die Situation. Manchmal läuft es in der Beziehung wie geschmiert und dann kommt eben wieder eine der Phasen, in der man aneinander vorbeiredet, unterschiedliche Meinungen oder einen persönlichen Konflikt hat. In diesen Situationen heißt es: Durchatmen, zuhören und Verständnis aufbringen. Und dies, bevor Sie sich in den Strudel des passiv-aggressiven Verhaltens oder des gegenseitigen Unterbrechens begeben, die unterbewusst Stress auslösen.

Nehmen Sie einmal die Perspektive des Gegenübers ein, betrachten achtsam und aus einem anderen Winkel die Situation. Was könnte hinter seinem oder ihrem Handeln stehen? Welche Wünsche oder Ängste treiben ihn oder sie gerade möglicherweise an? Auch wenn wir uns jeden Tag sehen, können wir nie wissen, was im Leben des anderen passiert. Machen Sie sich das bewusst und bleiben Sie auf der Ebene des Zuhörens und der achtsamen Kommunikation.

Die beiden oben genannten Beispiele verursachen bei den meisten Menschen Stress, besonders Migräniker sollten unbedingt versuchen, diese Stresssituationen zu vermeiden, denn Stress tut der Migräne bei Weitem nicht gut. Deswegen gilt: Seien Sie achtsam, nehmen Sie sich Zeit für die wirklich wichtigen Dinge im Leben, denn so gibt es eindeutig weniger Stresssituationen und hoffentlich auch weniger Migräneattacken. Wie Sie Achtsamkeit besser in Ihrem Alltag umsetzen, dazu habe ich Ihnen hier zehn einfache Tipps aufgeschrieben.

1. Trainieren Sie Ihren Geist

Achtsamkeit ist die Gewohnheit, bewusst auf das zu achten, was um Sie herum passiert. Man muss üben, um achtsam zu sein. Es gibt viele Möglichkeiten zum Üben, damit Sie jeden Tag Ihre Achtsamkeit erhöhen können. Denken Sie an all die Dinge, die Sie täglich machen: Sie essen, Sie atmen, Sie bewegen sich, Sie sprechen. Das sind nur ein paar Beispiele. Stellen Sie sich vor, Sie würden beginnen, jeden Teil Ihres Tages bewusster wahrzunehmen. Denken Sie daran, was Ihnen auffallen könnte, wenn Sie wirklich auf die kleinen Dinge im Leben achten. Das ist Ihr erster Schritt zu einem achtsameren Leben.

2. Üben Sie Achtsamkeit bei alltäglichen Aktivitäten

Achten Sie zum Beispiel auf jeden Schritt beim Kochen Ihres Morgenkaffees. Achten Sie dann darauf, wie Ihre Sinne reagieren, wenn Sie Ihren Kaffee trinken. Versuchen Sie jeden Tag, einen neuen Teil Ihres Tagesablaufs achtsam wahrzunehmen. Versuchen Sie, während Ihrer Morgendusche achtsamer zu sein. Denken Sie an Ihre Sinne. Fühlt sich das warme Wasser gut an? Gefällt es Ihnen, wie Ihr Duschgel riecht? Achten Sie auf die Empfindungen, die jeder Teil Ihres Alltags hervorruft.

3. Machen Sie es kurz

Ihr Geist funktioniert besser, wenn er kurz aktiv sein muss, also üben Sie immer nur kurz. Studien haben gezeigt, dass es produktiver ist, wenn man lange Konzentrationsabschnitte aufteilt. Sie können achtsamer sein, wenn Sie nur kurze Übungseinheiten abhalten. Seien Sie zum Beispiel achtsam, wenn Sie Ihre Kleidung für die Arbeit aussuchen, aber lassen Sie Ihre Gedanken schweifen, während Sie Ihre Kleidung anziehen.

4. Hören Sie genau zu

Wirklich zuzuhören, was jemand anders sagt, ist eine der besten Möglichkeiten, achtsam zu sein. Bei Gesprächen mit anderen Menschen ist Ihre innere Stimme oft aktiv, während Sie zuhören. Manchmal beurteilen Sie Worte des anderen oder denken an etwas anderes. Achtsamkeit bedeutet, jemandem wirklich zuzuhören, wenn er spricht. Wichtige Gespräche sollten, wenn möglich, immer von Angesicht zu Angesicht stattfinden. Stellen Sie Augenkontakt her. Das hilft Ihnen, mit der Person, der Sie zuhören, eine Bindung einzugehen und wirklich aufzunehmen, was sie sagt.

5. Achten Sie auf Ihre Gesundheit

Machen Sie sich Ihre körperliche Gesundheit bewusst. Achten Sie auf Ihren Körper, Ihre Energiewerte, Hungerattacken und Schmerzen. Auf Signale Ihres Körpers zu achten, unterstützt Ihr allgemeines Wohlbefinden.

6. Achten Sie auf Ihre Gefühle

Sie sollten Achtsamkeit in Ihrem Privatleben und auch an Ihrem Arbeitsplatz kultivieren. Achtsamkeit kann Sie produktiver machen und Ihren Stress verringern. Sie können achtsamer sein, indem Sie auf Ihre Gefühle achten und bemerken, wie Sie sich im Alltag fühlen. Gewöhnen Sie sich an, auf Ihren Körper zu hören. Sie können im Laufe des Tages gestresst sein von der Arbeit, ohne es zu merken. Seien Sie achtsam und achten Sie auf Anzeichen für Anspannungen. Wenn Sie merken, dass Ihr Herzschlag sich erhöht oder Ihre Schultern angespannt sind, dann nehmen Sie sich eine Minute Zeit, um Abstand zur stressigen Situation zu nehmen, um sich zu beruhigen.

7. Konzentrieren Sie sich auf Ihren Atem

Machen Sie sich Ihren Atem bewusst. Wenn Sie tiefe, beruhigende Atemzüge machen, können Sie sich besser konzentrieren und Ihren Blutdruck senken. Nehmen Sie vor einem wichtigen Ereignis oder einem wichtigen Meeting ein paar tiefe Atemzüge, um die Ruhe zu bewahren. Versuchen Sie, jeden Tag zwei Einheiten von jeweils drei Minuten einzubauen, in denen Sie Ihre Atmung trainieren. Das können Sie auch gut an Ihrem Schreibtisch tun, legen Sie einfach für ein paar Minuten Ihre Arbeit zur Seite und konzentrieren Sie sich nur auf Ihre Atmung.

8. Benutzen Sie die richtige Sprache

Achten Sie auf Ihre Worte und Ihre Körpersprache. Achten Sie darauf, welche Wörter Sie bei Gesprächen verwenden. Wenn Sie zum Beispiel auf der Arbeit sagen, dass Sie mit Terminen »überhäuft« sind, sagen Sie sich und Ihren Kollegen damit, dass Sie eine negative Situation erleben. Seien Sie achtsam und nutzen stattdessen eine positive Sprache. Sagen Sie lieber, dass Ihr Kalender »voll« ist.

9. Ändern Sie Ihre Gewohnheiten

Damit Sie achtsamer werden, müssen Sie in Ihrem Alltag etwas ändern. Versuchen Sie, neue Angewohnheiten zu etablieren, die Ihnen bei Ihren Achtsamkeitsübungen helfen. Denken Sie daran, es dauert etwa zwei bis drei Monate, bis sich neue Gewohnheiten wirklich gefestigt haben. Seien Sie also geduldig mit sich selbst!

10. Gehen Sie jeden Tag spazieren

Im Freien kann man sehr gut Achtsamkeit üben. Stellen Sie dabei Ihr Handy auf den Lautlos-Modus oder lassen Sie es am besten zu Hause – bei der Arbeit liegen. Machen Sie über den Tag verteilt bewusst Pausen, dies gilt für die Frei- sowie für die Arbeitszeit. Erlauben Sie es sich, ein paar Minuten einmal nichts zu tun und lassen Ihre Gedanken schweifen. Sie werden achtsam, wenn Sie sich Ihrer Umgebung, Taten und Emotionen bewusst machen. Aber achtsam zu sein bedeutet nicht einfach nur, aufmerksam zu sein. Es bedeutet stattdessen, dass man sehr genau auf seine Umgebung achtet. Achtsamkeit kann einen positiven Einfluss auf Ihr persönliches und berufliches Leben haben.

Überprüfen Sie in Zukunft Ihren Fortschritt. Sprechen Sie positiv darüber, konzentrieren Sie sich auf Ihren inneren Dialog, positive Dinge zu sagen. Seien Sie geduldig. Achtsam zu sein, muss geübt werden und braucht Zeit. Sie können mit den Übungen selbst einen Schritt unternehmen, um achtsamer zu werden. Nehmen Sie sich die Zeit und finden Sie heraus, welche Übungen Ihnen guttun und für Sie die richtigen sind.

All diese Dinge klingen vielleicht banal, aber manchmal schaffen die kleinen Dinge die Basis für die größeren. Unser Geist wird erkennen, dass die Welt nicht untergegangen ist, nur weil wir nicht innerhalb der ersten fünf Minuten nach dem Aufstehen auf unser Handy geschaut haben. Nutzen Sie die Zeit, die Sie haben, und verbringen Sie diese mit Ihren Liebsten morgens bei einem gemeinsamen Kaffee, bevor jeder seiner Wege geht. Achtsamkeit bedeutet auch, sich Zeit für die wirklich wichtigen Dinge im Leben zu nehmen. Ich stelle immer wieder fest, wie schnell meine Tochter erwachsen wird, und so wird es Ihnen mit Ihren Kindern wahrscheinlich auch gehen.

Die Anzahl der Gelegenheiten, gemeinsam Zeit mit ihnen zu verbringen, zu lachen, das Frühstück zu machen oder dabei zu helfen, die Sachen für die Schule zu packen, ist begrenzt. Vielleicht haben Sie keine Kinder, für Sie könnte es darum gehen, die ersten Minuten des Tages mit Ihrem Partner zu verbringen oder Zeit für sich selbst zu haben. Denn seien Sie sich sicher, wenn wir nicht aufpassen, enthalten wir möglicherweise bedeutsame, wertvolle Zeit denjenigen vor, die uns wichtig sind. Stattdessen opfern wir diese Zeit, um uns mit weniger wertvollen Dingen zu befassen oder uns Menschen zu widmen, die uns nicht so viel bedeuten. Und all das nur, weil uns eine Textnachricht über unser Handy erreicht hat.

Arbeit

Migräne kann die Leistungsfähigkeit in Ihrem Arbeitsalltag enorm einschränken. Heutzutage muss es aber zum Glück nicht mehr zwangsläufig zu einem längeren Arbeitsausfall führen. Die individuelle Migränebehandlung und begleitende Maßnahmen können einen akuten Anfall lindern und Attacken sogar vorbeugen. Fakt ist jedoch: Schlägt die Migräne erst einmal zu, ist es nahezu unmöglich, weiterzuarbeiten. Viele Betroffene tun dies dennoch, denn sie haben massive Schuldgefühle und befürchten Konsequenzen, bei häufigen Ausfällen sogar bis hin zur Kündigung.

»Der macht doch schon wieder blau«, »Migräne, ein super Vorwand für ein verlängertes Wochenende«, »Drückeberger«, »Mein Gott, ist der wehleidig, sind doch nur Kopfschmerzen«. Das sind alles Kommentare aus dem Arbeitsumfeld, auf die man wirklich gut verzichten kann. Möglicherweise kommen solche Aussagen zustande, weil ein generelles Unwissen über diese schwerwiegende neurologische Erkrankung Migräne herrscht und es an transparenter Kommunikation am Arbeitsplatz zwischen Betroffenen und Kollegen oder Vorgesetzten mangelt.

Denken Sie daran, nur wegen Ihrer Migräne kann man Ihnen nicht ohne Weiteres kündigen. Sprechen Sie selbstbewusst und offen mit Ihren Vorgesetzten. Für Ihre Migräne müssen Sie sich nicht rechtfertigen oder entschuldigen. Schon gar nicht verstecken! Es hilft meist, wenn Sie erklären, dass Sie die Migräne dank Ihrer Behandlung bestmöglich im Griff haben, dass Sie sich bei einer akuten Attacke jedoch zurückziehen oder zu Hause bleiben müssen. Sprechen Sie ruhig an, dass das nichts mit fehlendem Verantwortungsgefühl oder Interesse für Ihren Job zu tun hat. Dafür haben Vorgesetzte meist ein offenes Ohr. Geben Sie Ihrem Chef die Gelegenheit, Fragen und Anliegen zu formulieren. Ein offener Austausch führt meist zu mehr Verständnis auf beiden Seiten.

Haben Sie gewusst, dass es einige Trigger gibt, die im direkten Zusammenhang mit dem Arbeitsplatz stehen? Beispiele für solche Auslöser können sein:

- flackernde Bildschirme
- häufiger Kundenkontakt
- körperliche Anstrengung
- Hektik, Stress oder Konflikte
- Gerüche, wie Parfüm oder Schweiß
- Lärm, Geräusche wie Großraumbüro oder Werkstatt

Einige dieser genannten Faktoren lassen sich sicher abstellen, andere jedoch leider nicht. Bitten Sie Ihren Vorgesetzten zum Beispiel darum, Trennwände im Großraumbüro aufzustellen, um die Geräuschkulisse aus klingelnden Telefonen, Gesprächen und surrenden Kopierern und Druckern zu verringern.

Um etwas mehr Abstand zur langen Bildschirmarbeit zu gewinnen, kann es helfen, mit bestimmten Übungen den Augen und der Muskulatur eine kurze Ruhepause zu gönnen. Manche Firmen laden sogar Trainer ein, die den Mitarbeitern zeigen, wie sie

Körper und Geist für einen kurzen Moment am Arbeitsplatz entspannen können, um anschließend wieder leistungsfähiger zu sein. Ein einfacher Tipp kann aber auch sein, dass Sie bei einem Schluck Kaffee, den Sie sich zuvor an der Kaffeemaschine gezogen haben, einfach mal den Blick aus dem Fenster in die Ferne werfen und somit Ihren Augen einen kurzen Kontrast bieten.

Ein weiterer Punkt, der Ihnen helfen könnte, ist das Arbeiten von zu Hause. Die vielfach guten Erfahrungen mit dem Arbeiten im Homeoffice haben zu einer größeren Akzeptanz dieser Arbeitsform geführt. Für Menschen mit Migräne bietet sie unter Umständen eine gute Möglichkeit, belastenden und auslösenden Faktoren am Arbeitsplatz auszuweichen. Sprechen Sie mit Ihrem Vorgesetzten darüber, ob das Arbeiten im Homeoffice für Sie an manchen Tagen infrage kommt oder ob es auch die Möglichkeit zu einem flexiblen Arbeitszeitenmodell gibt, bei dem Sie sich Ihre Zeit frei einteilen können. Denn wenn sich eine akute Migräneattacke angekündigt hat, muss man seine Arbeit meist für einige Stunden bis hin zu mehreren Tagen ruhen lassen.

Wie gesagt: Was das Arbeitsrecht betrifft, kann Ihnen bei Migräne nicht so ohne Weiteres gekündigt werden. Doch die Erkrankung erfordert einen offenen Austausch mit dem Arbeitgeber. Aus Angst vor Konsequenzen wie einer Degradierung vom Chef, einer Abmahnung oder gar einer Kündigung, beschließen dennoch viele Betroffene, mit Migräne arbeiten zu gehen. Das ist natürlich sehr kontraproduktiv.

Migräne ist nichts, wofür man sich schämen oder weswegen man Schuldgefühle haben müsste. Ich kann Sie nur ermutigen – suchen Sie das offene Gespräch mit Ihrem Vorgesetzten und Ihren Kollegen. Seien Sie selbstbewusst und legen Sie frühzeitig die Karten auf den Tisch. Sprechen Sie Ihren Vorgesetzten offen darauf an, dass Sie Migräniker sind. Sei es, weil Sie zum Beispiel starke Migränemedikamente einnehmen müssen oder Sie auch mit nichtmedikamentösen Behandlungsmethoden Freiräume benötigen.

Ob Sie mit Kollegen über Ihre Migräne sprechen wollen, können nur Sie alleine entscheiden. Verpflichtet sind Sie dazu nicht. Falls Sie sich dazu entscheiden, kann es passieren, dass Kollegen ablehnend oder irritiert reagieren, denn nicht alle Menschen haben Verständnis für Ihre Migräne. Nicht selten müssen sich Betroffene mit Vorurteilen oder Missgunst auseinandersetzen. Ein Patentrezept, was Sie in einer solchen Situation tun können, gibt es nicht. Wichtig ist, die Kritik nicht zu sehr an sich heranzulassen. In schwierigen Situationen können Familie und Freunde, der Arbeitgeber oder ein professioneller Coach Sie unterstützen, eine Lösung zu finden. Manchmal bleibt Ihnen aber nichts anderes übrig, als sich mit der Situation zu arrangieren. Dann ist es besonders wichtig, daran zu denken, dass Sie sich für Ihre Erkrankung nicht rechtfertigen müssen.

Und was, wenn man Sie und Ihre Situation partout nicht verstehen will?

Es gibt Menschen, für die Sie auch bei der sachlichsten Argumentation der »Drückeberger« bleiben werden. Versuchen Sie, diese Gegenreaktionen einfach abprallen zu lassen. Ihren Unmut oder Frust darüber abzuladen, wirkt in diesen Fällen kontraproduktiv. Lassen Sie sich auf Ihrem Weg, mit Migräne bei der Arbeit umzugehen, nicht beirren. Und denken Sie immer daran – die meisten Menschen wissen zwar, was Migräne ist, aber nicht viele haben eine konkrete Vorstellung von den Auswirkungen. Das Einzige, das bleibt, ist, für besseres Verständnis zu sorgen und Missverständnisse oder vermeintlich falsche Vorstellungen aus dem Weg zu räumen. Denn manchmal kündigt sich eine Migräne an, aber nicht immer. So kommt es auch vor, dass eine Migräneattacke auf der Arbeit ausbricht.

Vorzeichen sind meist unspezifische Symptome wie Übelkeit, Müdigkeit, Konzentrationsstörungen, Lärm- und Lichtempfindlichkeit, aber auch Heißhunger oder Reizbarkeit. Diese sogenannten Vorzeichen treten in der Regel eine bis vierundzwanzig Stunden vor den Kopfschmerzen auf. In dieser Frühphase der Migräne lässt sich der vollständige Ausbruch einer Attacke manchmal noch durch Medikamente abwenden. Dies gelingt aber nicht immer, und die Vorboten sind nicht unbedingt leicht zu erkennen. Bei einer akuten Attacke sollten Sie Ihren Vorgesetzten unverzüglich informieren und vorher schon Lösungen gefunden haben, wie mit Migräneattacken während der Arbeitszeit am besten umgegangen werden kann. Optimal wäre es, wenn Sie sich dann in einen Ruheraum zurückziehen können, sofern einer vorhanden ist, oder sich krankmelden und nach Hause gehen.

Bei einer akuten Migräneattacke können Sie in der Regel drei Tage zu Hause bleiben, ohne dass Sie eine Arbeitsunfähigkeitsbescheinigung vom Arzt brauchen. Der Arbeitgeber kann diese jedoch schon zu einem früheren Zeitpunkt einfordern. Unabhängig davon gilt: Tritt die Attacke zu Hause auf und Sie können nicht zur Arbeit gehen, müssen Sie sich gleich am ersten Tag umgehend krankmelden. Sollten Sie sich dafür entscheiden, die Arbeitsstätte aufgrund der Migräne zu verlassen, so sollten Sie wissen, dass während einer Migräneattacke Autofahren nicht immer erlaubt ist, vor allem wenn sie von Schwindel begleitet wird.

In den Begutachtungsleitlinien zur Kraftfahreignung heißt es: »Der Migräneschwindel ist eine häufige Ursache für spontan rezidivierende, wiederkehrende Schwindelattacken. Während einer Attacke ist die Fahreignung nicht gegeben. Der Beginn ist allerdings nur selten abrupt, daher können in der Regel rechtzeitig Vorsichtsmaßnahmen getroffen werden«.

Laut Straßenverkehrsordnung ist das Autofahren auch bei Schmerzmitteleinnahme verboten, außer die Medikamente sind zur Behandlung einer Krankheit notwendig und vom Arzt verordnet. Sie können wahrscheinlich am besten selbst beurteilen, ob Sie fahrtüchtig sind oder nicht. Im Zweifelsfall sollten Sie Ihr Fahrzeug aber besser stehen lassen, sich in ein Taxi setzen oder von einer vertrauten Person abholen lassen.

Behinderung

Viele stellen sich wahrscheinlich die Frage: Macht es Sinn, mit Migräne einen Behindertenausweis zu beantragen? Und wenn ja, wie hoch sind die Chancen, und wie geht man dabei vor? Haben Sie schon mal darüber nachgedacht, dass Sie wegen Ihrer Migräne behindert sein könnten? Und wussten Sie, dass ein Behindertenstatus unglaublich viele Vorteile beziehungsweise sogenannte Nachteilsausgleiche mit sich bringen kann? Auch Ihr Arbeitgeber profitiert davon, Schwerbehinderte einzustellen. Eine Behinderung ist im Neunten Sozialgesetzbuch (SGB IX) wie folgt definiert: »Menschen sind behindert, wenn ihre körperliche Funktion, geistige Fähigkeit oder seelische Gesundheit mit hoher Wahrscheinlichkeit länger als sechs Monate von dem für das Lebensalter typischen Zustand abweicht und daher ihre Teilhabe am Leben in der Gesellschaft beeinträchtigt ist.«

Warum macht es nun Sinn, den Behindertenstatus zu beantragen?

Menschen mit einer anerkannten Behinderung haben einen Anspruch auf sogenannte Nachteilsausgleiche. Typische Nachteilsausgleiche für Migräne-Betroffene können beispielsweise sein:

- Steuerfreibetrag
- Sonderkündigungsschutz
- Sonderurlaub
- Altersrente für Schwerbehinderte
- Überstunden oder Wochenendarbeit abzulehnen

Es gibt noch weitere Ausgleiche, wie zum Beispiel einen Parkausweis oder die Befreiung von der Kfz-Steuer, die jedoch bei chronischer Migräne alleine nicht vergeben werden, sondern eher bei einer Gehbehinderung. Denn die Nachteilsausgleiche sind abhängig von der Art der Behinderung, zum Beispiel Gehbehinderung oder psychische Behinderung, und dem Grad der Behinderung (GdB).

Mit einem Grad der Behinderung von 50 hat man zum Beispiel einen steuerfreien Pauschbetrag, Sonderkündigungsschutz, einen Sonderurlaub von einer Woche zusätzlich im Jahr und, unter bestimmten Voraussetzungen, das Recht, bereits früher in die Altersrente zu gehen. Zusätzlich kann man eine Vergünstigung des Rundfunkbeitrages beantragen. Es lohnt sich also, den GdB zu beantragen, gerade wenn man durch seine Erkrankung auch finanziell beeinträchtigt ist oder Angst haben muss, wegen erhöhter Fehlzeiten seinen Arbeitsplatz zu verlieren.

Was ist der Grad der Behinderung?

Der Grad der Behinderung beziffert die Schwere der Behinderung und wird mit den Buchstaben GdB abgekürzt. Er variiert zwischen 20 und 100 und steht nicht, wie man denken könnte, für einen prozentualen Anteil. Man hat also nicht einen GdB von vierzig Prozent, sondern einfach einen GdB von 40. Ab einem GdB von 50 gilt man als schwerbehindert und kann somit einen Schwerbehindertenausweis beantragen.

In dieser Tabelle sehen Sie eine Übersicht, welche Verlaufsform eine chronische Migräne haben und welcher GdB bemessen werden kann:

Echte Migräne Je nach Häufigkeit und Dauer der Anfälle und Ausprägung der Begleiterscheinungen (vegetative Störungen, Augensymptome, andere zerebrale Reizerscheinungen)	**GdB**
leichte Verlaufsform (Anfälle durchschnittlich einmal monatlich)	0 – 10
mittelgradige Verlaufsform (häufigere Anfälle, jeweils einen oder mehrere Tage anhaltend)	20 – 40
schwere Verlaufsform (lang andauernde Anfälle mit stark ausgeprägten Begleiterscheinungen, Anfallspausen von nur wenigen Tagen)	50 – 60

Wie wird der Grad der Behinderung bestimmt?

Der Grad der Behinderung wird auf Antrag durch ärztliche Gutachter festgestellt. Wenn mehrere Beeinträchtigungen vorliegen, wie beispielsweise eine chronische Migräne mit Aura und zusätzlich Depressionen, wird ein Gesamt-GdB aus allen Erkrankungen bemessen.

Worauf sollte man bei der Antragstellung achten?
Den Antrag kann man online oder direkt beim Versorgungsamt bei der Gemeinde oder Stadt stellen, in der man gemeldet ist. In meinem Fall habe ich den Antrag online heruntergeladen, ausgedruckt und ausgefüllt. Wenn Sie irgendwelche weiteren chronischen Leiden, sogenannte Komorbiditäten, haben, sollten Sie diese auf jeden Fall auflisten und auch von ärztlicher Seite bestätigen lassen.

Wenn Sie gerade in einer Klinik sind oder mal in einer Klinik waren, werden alle Diagnosen im Entlassungsbericht notiert. Diesen können Sie dem Formular beifügen, müssen dies aber nicht, da ärztliche Atteste oder Entlassungsberichte von den zuständigen Ämtern gegebenenfalls bei den Ärzten und Kliniken angefordert werden, wenn dies notwendig ist. Bitte vermerken Sie im Antragsformular aber auch ganz genau, inwiefern die Krankheit Sie im Beruf und im Alltag einschränkt.

Es kann in jedem Fall hilfreich sein, regelmäßig zu seinen Ärzten zu gehen und auch einen zuständigen Haus- oder Facharzt zu haben und diesen dann im Antrag namentlich anzugeben. Die durchschnittliche Bearbeitungszeit eines Erstantrags liegt je nach Versorgungsamt bei bis zu drei Monaten. Daher stellen Sie sich auf ein wenig Wartezeit ein. Zudem kann es sein, dass Sie anfänglich einen recht niedrigen GdB erhalten.

Was ich jedoch am allerwichtigsten und beruhigend finde, sind die Nachteilsausgleiche in Bezug auf die Teilhabe an der Arbeitswelt. Wie oft höre ich von anderen Betroffenen, dass sie trotz immenser Kopfschmerzen oder Migräneattacken nicht zu Hause bleiben, aus Angst, ihren Job wegen erhöhter Fehlzeiten zu verlieren. Trotz Kündigungsschutz sollte man sich natürlich dennoch verantwortungsvoll seinem Arbeitgeber gegenüber verhalten, aber vielleicht nimmt das dem ein oder anderen den Druck, immer abliefern zu müssen.

Verantwortung sollte man aber eben auch sich selbst gegenüber übernehmen. Einfach immer eine Tablette einwerfen, ohne sich Ruhe zu gönnen oder auf die 10/20-Regel zu achten und somit eine extreme Verschlechterung seiner Krankheit oder sogar einen Medikamenten-Übergebrauchs-Kopfschmerz (MÜK) zu provozieren, hat noch keinem geholfen. Von daher kann der Behindertenstatus mit seinem krankheitsbedingten Kündigungsschutz oder der Woche Sonderurlaub im Jahr helfen, im Job zu bleiben und sich seine Auszeiten zu nehmen, ohne gestresst zu sein und Angst davor zu haben, seinen Arbeitsplatz zu verlieren. Natürlich kann mir als Arbeitnehmer mit Behinderung dennoch gekündigt werden. Nur muss das Integrationsamt zustimmen. Dieses überprüft, dass der Mitarbeiter nicht wegen der Einschränkungen durch die Behinderung gekündigt wird.

Schwerbehinderte einzustellen, hat auch Vorteile für den Arbeitgeber

Ich möchte hier auch die Seite und Sicht des Arbeitgebers beleuchten. Man darf nicht vergessen, dass durch die Einstellung einer Person mit Behindertenstatus auch ein Unternehmen diverse Vorteile hat. So können Fördermöglichkeiten beantragt werden, wie zum Beispiel Zuschüsse durch die jeweiligen Integrationsämter, wenn der Behinderungsgrad mindestens 50 beträgt, oder auch Fördermittel durch die Bundesagentur für Arbeit. Darüber hinaus kann das Unternehmen für die Dauer von bis zu zwei Jahren einen Eingliederungszuschuss von bis zu siebzig Prozent des Gehalts erhalten.

Die Beantragung eines Behindertenstatus kann sich also in vielen Fällen lohnen. Sowohl für den Arbeitgeber als auch für den Arbeitnehmer gibt es verschiedene Vorteile. Besonders wenn Sie auch finanziell durch Ihre Krankheit beeinträchtigt sind, rate ich

Ihnen, den Antrag auszufüllen. Wenn Sie Arbeitszeiten reduzieren mussten oder sogar krankgeschrieben oder berentet sind, oder wenn Ihnen die vielen Fehlzeiten Sorge, Stress und Angst bereiten, Ihren Arbeitsplatz zu verlieren, ist die Beantragung des Behindertenstatus eine gute Idee. Denn wie wir wissen, sind Sorgen und Stress nicht gerade heilungsfördernd und können dazu führen, dass die Krankheit sich verschlechtert. Der Behindertenstatus kann Ihnen somit helfen, eine bessere Selbstfürsorge zu betreiben.

Migräne und Burnout – zwei Seiten einer Medaille

Migräne und Burnout sind zwei weit verbreitete Erkrankungen, die oft miteinander in Verbindung stehen und sich gegenseitig verstärken können. Beide sind mit intensiven körperlichen und psychischen Belastungen verbunden und können das Leben der Betroffenen erheblich beeinträchtigen. Bei diesem Thema werfen wir einen Blick auf die komplexe Beziehung zwischen Migräne und Burnout, wie sie miteinander interagieren und was Menschen tun können, um sowohl Migräneanfällen als auch einem drohenden Burnout vorzubeugen.

Was ist Burnout?

Burnout ist ein Zustand körperlicher, emotionaler und geistiger Erschöpfung, der häufig mit chronischem Stress verbunden ist. Betroffene fühlen sich ausgebrannt, überfordert und emotional erschöpft. Es kommt zu einer negativen Einstellung gegenüber der Arbeit, mangelnder Motivation und einer gesteigerten Zerrissenheit zwischen den eigenen Ansprüchen und der Realität. Burnout tritt häufig in Berufen auf, die mit hoher Belastung, Verantwortung und wenig Erholungsphasen verbunden sind, aber auch andere Lebensumstände können dazu beitragen.

Die Wechselwirkung zwischen Migräne und Burnout

Die Symptome von Migräne und Burnout überschneiden sich in vielerlei Hinsicht, und die beiden Zustände können sich gegenseitig beeinflussen.

- **Stress als gemeinsamer Faktor:** Stress ist sowohl ein Auslöser für Migräne als auch ein Schlüsselfaktor bei der Entstehung von Burnout. Beide Zustände sind eine Reaktion auf anhaltende psychische Belastung. Wenn jemand unter konstantem Stress steht, sei es aufgrund der Arbeit, der Familie oder der persönlichen Lebensumstände, kann das Nervensystem überlastet werden, was sowohl zu Migräneanfällen als auch zu den Symptomen von Burnout führen kann.

- **Ursache von Schmerzen und Erschöpfung:** Migränepatienten erleben oft chronische Schmerzen und die Angst vor wiederholten Anfällen. Diese ständige Sorge und die wiederkehrenden Schmerzepisoden können emotional belastend sein und zu Erschöpfung führen, was den Weg zum Burnout ebnen kann. Umgekehrt kann Burnout dazu führen, dass jemand nicht genug auf seine Gesundheit achtet, was die Wahrscheinlichkeit von Migräneanfällen erhöht.

- **Kognitive und emotionale Erschöpfung:** Burnout geht oft mit kognitiver Erschöpfung und Konzentrationsstörungen einher. Dies kann Migräneanfälle verschärfen oder auslösen, da das Gehirn auf hohe Anforderungen, Stress und emotionale Belastungen mit einer verstärkten Reaktivität reagiert.

Wie Burnout Migräne verschärfen kann

Ein Burnout geht oft mit einem chronischen Zustand der Überforderung einher, der den Körper ständig im »Stressmodus« hält. Dies kann zu einer Reihe von physiologischen Reaktionen führen, die Migräne verschärfen:

- **Muskelverspannungen:** Menschen, die unter Burnout leiden, neigen dazu, sich ständig unter Druck zu setzen, was häufig zu Muskelverspannungen, besonders im Nacken- und Schulterbereich, führt. Diese Verspannungen sind ein häufiger Auslöser für Migräne.

- **Schlafprobleme:** Ein weiteres häufiges Symptom von Burnout sind Schlafstörungen. Da Schlafmangel ein bekannter Migräneauslöser ist, kann diese Schlafproblematik dazu führen, dass Migräneanfälle häufiger auftreten.

- **Emotionale Belastung:** Die emotionale Erschöpfung durch Burnout führt dazu, dass der Körper weniger gut mit stressigen oder belastenden Situationen umgehen kann. Diese dauerhafte Erschöpfung des emotionalen Systems kann Migräneanfälle nicht nur begünstigen, sondern auch deren Intensität erhöhen.

Wie Migräne Burnout fördern kann

Migräne, besonders wenn sie chronisch oder schwerwiegend ist, kann selbst zu einer Quelle des Stresses und der Erschöpfung werden. Wenn jemand regelmäßig unter Migräne leidet, kann dies zu einer mentalen und emotionalen Belastung führen, die zu einem Zustand der Überforderung oder sogar zum Burnout beitragen kann:

- **Angst und Vermeidung:** Die ständige Angst vor einem Migräneanfall kann die Lebensqualität erheblich beeinträchtigen und die geistige Gesundheit belasten. Dies kann zu einem Gefühl der Hilflosigkeit führen, was eine emotionale Erschöpfung begünstigen kann.

- **Eingeschränkte Lebensqualität:** Menschen mit chronischer Migräne erleben häufig soziale Isolation, da sie nicht immer an gesellschaftlichen Aktivitäten teilnehmen können. Die reduzierte Lebensqualität und das Gefühl, im Alltag eingeschränkt zu sein, kann zu Frustration und einem Verlust an Lebensfreude führen, was wiederum Burnout-Symptome verstärken kann.

Prävention und Behandlung: Wie man den Teufelskreis durchbricht

Die enge Verbindung zwischen Migräne und Burnout zeigt, wie wichtig es ist, den Stress und die Migränesymptome gleichzeitig zu behandeln. Ein integrierter Ansatz zur Vorbeugung und Behandlung kann helfen, den Teufelskreis zu durchbrechen.

Stressmanagement:

Der Umgang mit Stress ist der Schlüssel zur Vorbeugung sowohl von Migräne als auch von Burnout. Zu den wirksamsten Stressbewältigungstechniken gehören:

- **Achtsamkeit und Meditation:** Diese Techniken helfen, den Geist zu beruhigen und den Körper zu entspannen, was Migräneanfällen vorbeugen kann.

- **Entspannungsübungen:** Progressive Muskelentspannung, Yoga und Atemübungen können helfen, muskuläre Verspannungen zu lösen, die Migräne auslösen können.

- **Zeit für sich selbst:** Selbstfürsorge ist von entscheidender Bedeutung, um emotionalen und körperlichen Stress abzubauen. Regelmäßige Pausen und Freizeitaktivitäten, die Freude bereiten, sind essenziell.

Gesunde Lebensgewohnheiten:

- **Ausreichend Schlaf:** Schlaf ist ein wichtiger Faktor, um sowohl Migräne zu verhindern als auch Burnout zu vermeiden. Eine feste Schlafroutine und gute Schlafhygiene sind entscheidend.

- **Ernährung:** Eine ausgewogene Ernährung, die reich an Nährstoffen und arm an Migräne-Triggern ist, kann helfen, Migräneanfälle zu reduzieren. Bestimmte Nahrungsmittel wie Schokolade, Koffein oder Alkohol können Migräne auslösen, und es ist wichtig, diese zu vermeiden, besonders bei erhöhtem Stress.

- **Bewegung:** Regelmäßige körperliche Aktivität hilft, Stress abzubauen, den Kreislauf zu fördern und Migräne zu verhindern.

Therapieansätze:

- **Psychotherapie:** Kognitive Verhaltenstherapie (CBT) hat sich als sehr effektiv erwiesen, um mit chronischem Stress, Migräne und Burnout umzugehen. Sie hilft dabei, schädliche Denkmuster zu erkennen und zu ändern.

- **Medikamentöse Behandlung:** Es gibt verschiedene Medikamente zur Behandlung von Migräne, und in einigen Fällen kann eine medikamentöse Therapie auch helfen, die Symptome von Burnout zu lindern, insbesondere wenn man mit Schlafproblemen oder Angstzuständen zu kämpfen hat.

Fazit

Ein ganzheitlicher Ansatz ist notwendig: Migräne und Burnout sind zwei komplexe Erkrankungen, die miteinander verflochten sind und sich gegenseitig verstärken können. Der Schlüssel zur Verbesserung der Lebensqualität von Betroffenen liegt in einem ganzheitlichen Ansatz, der sowohl körperliche als auch psychische Gesundheit berücksichtigt. Prävention, Stressbewältigung und eine ausgewogene Lebensweise sind entscheidend, um Migräne und Burnout zu vermeiden und den Teufelskreis zu durchbrechen.

Es ist wichtig, sich bewusst Zeit für Erholung zu nehmen, um Körper und Geist zu regenerieren. Nur so können sowohl Migräne als auch Burnout langfristig gemildert und ein Leben in Balance geführt werden.

Ernährung

Eins vorab: Eine spezielle Migräne-Ernährung gibt es nicht. Dennoch ist es für den einen oder anderen Betroffenen sinnvoll, seine Ernährung bei Migräne, egal ob mit oder ohne Aura, genauer zu betrachten. Ich habe festgestellt, dass sich eine Ernährungsumstellung vor allem dann lohnt, wenn bestimmte Nahrungsmittel eindeutig als Migräne-Auslöser, sogenannte Trigger, bekannt sind. Um das herauszufinden, hilft das regelmäßige Ausfüllen eines Migräne-Kalenders.

Versuchen Sie bei einem bestimmten Verdacht, zum Beispiel Histamin, Glutamat, Rotwein, Schokolade et cetera, das betreffende Lebensmittel eine Zeit lang aus Ihrem Speiseplan zu streichen. So können Sie testen, ob sich das Weglassen des Lebensmittels positiv auswirkt, die Anzahl der Migräneattacken beispielsweise verringert wird oder die Schmerzen nicht mehr so stark sind.

Grundsätzlich wissen wir ja, dass eine ausgewogene Ernährung nicht nur bei Migräne wichtig ist. Wer sein Essen abwechslungsreich mit frischem Gemüse, vollwertigen Produkten gestaltet und Abstand nimmt von stark verarbeiteten, salz- oder zuckerhaltigen Produkten, tut seiner Gesundheit etwas Gutes. Eine Ernährungsumstellung auf Vollwertkost wirkt sich in Kombination mit regelmäßiger Bewegung und Zeiten der Entspannung positiv auf den gesamten Organismus aus. Zusätzlich sorgen Sie noch dafür, dass Ihr Körper regelmäßig mit allen wichtigen Vitaminen und Mineralstoffen versorgt wird. Denn Mangelzustände können die Migränehäufigkeit negativ beeinflussen.

Mein Tipp: Regelmäßig über den Tag verteilt kleine Portionen essen und zwischendrin immer eine Pause machen. Es ist bekannt, dass das Auslassen von Mahlzeiten mitunter zu Migräneattacken führt. Essen Sie daher regelmäßig, um eine durch diesen Aspekt ausgelöste Migräne zu vermeiden. Wenn Sie unterwegs sind, nehmen Sie sich immer einen Snack für den kleinen Hunger mit, beispielsweise Obst oder einen Müsliriegel. Achten Sie außerdem darauf, ausreichend zu trinken. Zwei bis drei Liter stilles Wasser, ungesüßte Kräuter- oder Früchtetees pro Tag sind ideal. Es ist in der Regel nicht nötig, dass Sie sich bei Migräne an einen strengen Ernährungsplan halten müssen. Stress ist eher ein sehr hoher Auslöser. Daher sollten Sie vor allem darauf achten, sich mit der Ernährung nicht unter Druck zu setzen. Nehmen Sie sich dafür einfach mehr Zeit!

Was kann man mit einer bewussten Ernährung bei Migräne erreichen?

Viele Betroffene denken, dass sie bei einer Migräneattacke lediglich Medikamente nehmen müssen. Aber die Migräneprophylaxe spielt eine weitaus größere Rolle und hier setzt die bewusste Ernährung an. Damit die Erkrankung seltener zuschlägt, ist es ganz wichtig, Unterzuckerung zu vermeiden und vor allem persönliche Trigger zu entlarven. Regelmäßiges Essen bei Migräne in Kombination mit einer Lebensstiländerung verschafft dann wieder mehr Lebensqualität.

Aber wie sieht die richtige Ernährung bei Migräne aus?

Migräniker haben ein besonders schnelles und empfindliches »Betriebssystem« – es kommt also auf die Energieversorgung an. Frühstück ausfallen lassen, Low-Carb und Extremdiäten sind nicht das Richtige fürs Gehirn. Essen Sie eher kohlenhydratreich und setzen Sie dabei auf komplexe Kohlenhydrate wie Haferflocken, Hülsenfrüchte, Vollkornbrot oder Kartoffeln. Diese Art von Treibstoff geht langsam und kontinuierlich ins Blut. Halten Sie sich an feste Essenszeiten, um Schwankungen des Blutzuckerspiegels zu vermeiden. Sorgen Sie für fünf kleine Mahlzeiten am Tag, essen Sie in Ruhe und lassen Sie keine Hauptmahlzeit ausfallen, vor allem nicht das Frühstück. Nehmen Sie spätestens zwei bis drei Stunden vor dem Schlafengehen Ihr Abendbrot ein. Wenn sich zwischendurch der Hunger meldet, essen Sie statt Junkfood lieber einen Müsliriegel, Mandeln oder Walnüsse, sie bieten gleichzeitig Omega-3-Fettsäuren, die wiederum für die Hirnfunktion wichtig sind.

Auf den Speiseplan der Migräne-Ernährung gehören zudem täglich zwei Portionen Obst und drei Portionen Gemüse. Dazu Milchprodukte, frischer Fisch, mageres Fleisch und nicht mehr als vier Eier die Woche. Da Schwankungen und Wechsel die Entstehung von Migräneattacken fördern können, sollten Betroffene unbedingt auf einen strukturierten Tagesablauf sowie regelmäßige Mahlzeiten achten.

Sie möchten wissen, welche Lebensmittel Sie bei Migräne essen können und welche Sie besser links liegen lassen? In der folgenden Übersicht habe ich ein paar Lebensmittel aufgeführt, so behalten Sie bei Ihrer zukünftigen Ernährung immer einen guten Überblick.

Mehl, Brot, Getreide und Beilagen

empfehlenswert	nicht empfehlenswert
Buchweizen, Dinkelgrieß, Haferflocken, Hirse, Kartoffeln, Kokosmehl, Mandelmehl, Müsli ohne Zuckerzusatz, Porridge, Quinoa, Sauerteigbrot, Vollkornbrot, Vollkornreis und Naturreis	Gesüßte Cerealien (Cornflakes, Knuspermüsli usw.), Hartweizennudeln, Kartoffelfertigprodukte (Bratkartoffeln, Kartoffelsalat, Kartoffelbrei, Kroketten, Pommes), Knäckebrot, Laugengebäck, Müsli mit Zuckerzusatz, Toastbrot, Weißbrot und -brötchen, Weißmehl (Type 405), Weißmehlprodukte

Nüsse, Kerne und Samen

empfehlenswert	nicht empfehlenswert
Chiasamen, Kokosnuss, Kürbiskerne, Leinsamen, Macadamia-Nüsse, Mandeln, Pinienkerne, Sesam, Sonnenblumenkerne, Walnüsse	gebrannte Mandeln, gesalzene Nüsse, Kakao, Nüsse im Teigmantel, Wasabi-Nüsse, Nüsse mit Schokoladenglasur

Gemüse

empfehlenswert	nicht empfehlenswert
Blattsalat, Brokkoli, Frühlingszwiebel, Ingwer (Tee), Knoblauch, Kohlgemüse, Kohlrabi, Kürbis, Lauch, Mangold, Möhre, Paprika, Radieschen, Rote Bete, Salatgurke, Sellerie, Spargel, Steckrübe, Süßkartoffel, Zucchini, Mais, Zwiebel	Gemüsemischungen mit Butter oder Sahne

Fette und Öle

empfehlenswert	nicht empfehlenswert
Butter, Hanföl, Leinöl, Olivenöl, Rapsöl, Walnussöl	Distelöl, Gänseschmalz, Kokosfett, Palmfett, Schweineschmalz, Sonnenblumenöl

Gemüse

empfehlenswert	nicht empfehlenswert
Blattsalat, Brokkoli, Frühlingszwiebel, Ingwer (Tee), Knoblauch, Kohlgemüse, Kohlrabi, Kürbis, Lauch, Mangold, Möhre, Paprika, Radieschen, Rote Bete, Salatgurke, Sellerie, Spargel, Steckrübe, Süßkartoffel, Zucchini, Mais, Zwiebel	Gemüsemischungen mit Butter oder Sahne

Obst

empfehlenswert	nicht empfehlenswert
Apfel, Aprikose, Brombeeren, Heidelbeeren, Johannisbeeren, Kirschen, Mango, Melone, Nektarine, Pfirsich, Stachelbeeren	Banane, Trockenobst, Kompott, Obst-Smoothie, Obstkonserve mit Zuckerzusatz

Kräuter, Gewürze und Würzmittel

empfehlenswert	nicht empfehlenswert
alle frischen Kräuter und Gewürze, Apfelessig	Kräutermischungen, Knoblauch, Barbecue-Sauce, Fertigdressing, Ketchup, Mayonnaise

Fleisch und Wurstwaren

empfehlenswert	nicht empfehlenswert
Geflügelaufschnitt, Hühnerfleisch, mageres Kalb- und Rindfleisch, Lammfleisch, Wildfleisch, Putenfleisch	Schweinefleisch, Wurstwaren (Bierwurst, Bockwurst, Bratwurst, Eisbein, Lyoner, Leberkäse, Mortadella, Salami, Speck, Schinken et cetera)

Fisch und Meeresfrüchte

empfehlenswert	nicht empfehlenswert
Frisch gefangene oder tiefgefrorene Salz- und Süßwasserfische	Fisch in Mayonnaise, Fisch in Sahne, panierter, frittierter oder gebackener Fisch und Meeresfrüchte (Fischstäbchen, Backfisch), Surimi (Krebsfleischimitat)

Aufstriche

empfehlenswert	nicht empfehlenswert
Fruchtaufstrich, selbst gemachte Marmelade aus geeignetem Obst	Konfitüre, Marmelade, Nuss-Nougat-Aufstrich

Eier, Milch und Milchprodukte

empfehlenswert	nicht empfehlenswert
Buttermilch, Crème fraîche, Eier (max. 4/Woche), Frischkäse, junger Gouda, Kefir, körniger Frischkäse, Milch, Mozzarella, Naturjoghurt, Ricotta, Saure Sahne, Schlagsahne, Schmand, Speisequark	Frischkäsezubereitungen, Fruchtbuttermilch, Fruchtjoghurt, Fruchtquark, Kakaozubereitungen, Milchmischgetränke, Milchreis, Pudding, Schmelzkäse, Sprühsahne

Aufstriche

empfehlenswert	nicht empfehlenswert
Fruchtaufstrich, selbst gemachte Marmelade aus geeignetem Obst	Konfitüre, Marmelade, Nuss-Nougat-Aufstrich

Fertigprodukte

empfehlenswert	nicht empfehlenswert
Tiefgekühltes Gemüse und Obst ohne Zusätze	Gemüseprodukte mit Zusätzen (Gewürze, Fett et cetera), stark verarbeitete Fertigprodukte (Pizza, Pasta, Fertigsuppen)

Getränke

empfehlenswert	nicht empfehlenswert
Kohlensäurehaltiges Wasser, stilles Wasser, ungezuckerter Früchtetee, ungezuckerter Kräutertee	Alkohol (insbesondere Likör, Rotwein, Sekt), Eistee, Energydrink, Fruchtsaft und -nektar, Getränkesirup

Wie Sie sehen, sind die Listen lang. Daher habe ich hier noch mal die drei für mich besten und schlechtesten Lebensmittel bei Migräne aufgeschrieben.

Besonders gute Lebensmittel bei Migräne

- **Ingwer**: Seine Inhaltsstoffe Gingerole und Shogaole bremsen Entzündungen aus und können so Schmerzen lindern. Studien deuten darauf hin, dass die Knolle die Schmerzintensität einer Attacke verringern kann. Auch wenn die Wurzel Reiseübelkeit bekämpfen kann, ist noch unklar, ob das ebenso bei Migräne gelingt.

- **Fettreiche Seefische:** Hering, Lachs und Makrele glänzen mit der Eicosapentaensäure (EPA) und Docosahexaensäure (DHA). Diese Omega-3-Fettsäuren halten die Gefäße geschmeidig, schützen vor Entzündungen sowie Plaque und sind für das Gehirn unentbehrlich. Etwa zehn bis fünfzehn Prozent unserer Denkzentrale bestehen aus DHA. Beide Fettsäuren unterstützen eine normale Hirnfunktion.

- **Leinöl:** Leinöl hat den höchsten Gehalt an Alpha-Linolensäure (ALA) unter den heimischen Pflanzenölen. Diese Omega-3-Fettsäure sorgt für eine gute Fließeigenschaft des Blutes; zudem kann der Körper einen kleinen Teil an EPA und DHA aus Alpha-Linolensäure selbst herstellen. Ebenfalls sind Walnüsse ausgezeichnete Quellen.

Besonders schlechte Lebensmittel bei Migräne

- **Süßigkeiten und weiße Kohlenhydrate:** Kekse oder Kuchen liefern dem Gehirn zwar blitzartig Energie, sie führen aber auch zu einem raschen Anstieg sowie Abfall des Blutzuckerspiegels. Das wirkt begünstigend für eine neue Migräneattacke. Tauschen Sie ebenfalls geschälten Reis, helle Nudeln und Weißbrot gegen die jeweilige Vollkornvariante aus.

- **Süße Alkoholika:** Likör, lieblicher Rotwein sowie Sekt sind Trigger und können häufig eine Migräneattacke auslösen. Offenbar stört der enthaltene Zucker den Kohlenhydratstoffwechsel im Gehirn und bringt die Energieversorgung der Nervenzellen ins Ungleichgewicht.

- **Fertiggerichte:** Viele Fertiggerichte, aber auch Wurst und vor allem Chips, sind zu salzig, zu fettreich und liefern Unmengen an gesättigten Fettsäuren. All das setzt den Gefäßen zu und erhöht das Risiko für Herz- und Gefäßkrankheiten.

Jetzt haben Sie eine Reihe an Lebensmitteln gelesen, die gut oder auch nicht so gut für Sie als Migräniker geeignet sind. Natürlich kann es von Person zu Person auch mal Abweichungen geben. Ich habe hier nur meine Erfahrungen zu Papier gebracht. Starten Sie am besten noch heute und versuchen Sie, bewusster darauf zu achten, was Sie essen, und achten Sie besonders darauf, ob beziehungsweise wie Ihr Körper diese Lebensmittel verträgt.

Eine sehr wichtige Frage sollte zum Schluss aber noch geklärt werden. Wie sieht es aus mit Kaffee bei Migräne? Kaffee und andere koffeinhaltige Getränke stehen unter Verdacht, eine Attacke auszulösen. Viele verzichten daher auf den Wachmacher. Nötig ist das nicht, denn die Menge macht's. Ein bis zwei Tassen Kaffee sind unbedenklich, sogar nützlich. Sein Koffein regt an und beschleunigt die Energieverwertung des Gehirns. Aber vier bis fünf Tassen triggern eine Migräne, weil sich die Energiereserven wiederum erschöpfen. Bleibt die gewohnte Tagesration aus, führt der Koffeinentzug ebenfalls zu Kopfschmerzen.

Mein Tipp: Ein leichter Migräneanfall kann durch eine starke Tasse Kaffee oder Espresso plus den Saft einer halben Zitrone gelindert werden.

Entgiftung

Migräne und Entgiftung – was ist damit gemeint?

Migräne kann durch viele Faktoren ausgelöst oder verstärkt werden: Stress, Ernährung, Hormone, Umweltgifte oder Darmprobleme. Immer mehr Menschen suchen nach ganzheitlichen Wegen zur Linderung. Ein Ansatz, der oft genannt wird: Entgiftung – also den Körper gezielt entlasten und von belastenden Stoffen befreien. Doch wie hängt das mit Migräne zusammen? Welche Möglichkeiten gibt es? Und worauf sollte man achten? Manche Betroffene berichten, dass bestimmte Entgiftungsmaßnahmen, zum Beispiel der Verzicht auf Zucker, Alkohol, Koffein oder Fertigprodukte, ihre Migränehäufigkeit und -intensität senken. Der

Grund: Migräne kann durch bestimmte Trigger im Stoffwechsel, Darm oder Hormonhaushalt beeinflusst werden. Eine gezielte Entlastung des Körpers kann helfen – aber ist kein Allheilmittel.

Mögliche Entgiftungsansätze

1. Leberentlastung, zum Beispiel durch Bitterstoffe, weniger Alkohol oder Koffein
2. Darmreinigung oder Darmflora-Aufbau, zum Beispiel mit Prä- und Probiotika
3. Zucker- oder Koffeinverzicht – diese Stoffe sind oft starke Trigger bei Migräne
4. Basenfasten oder Intervallfasten – zur Stoffwechselregulation
5. Detox-Ernährungsphasen mit viel Gemüse, Wasser, wenig tierischen Produkten

Worauf sollte man achten?

1. Keine radikalen Fastenkuren ohne Begleitung – kann Migräne auslösen!
2. Entgiftung langsam und sanft – zu schnelle Umstellung kann Symptome verstärken
3. Ausreichend trinken, mindestens zwei bis drei Liter Wasser oder ungesüßter Tee pro Tag
4. Nicht während akuter Stressphasen starten
5. Migräneprotokoll führen: Was verändert sich wann und wie?

Wie und was genau tun?

Woche 1: Zucker und Koffein reduzieren
Woche 2: mindestens zwei bis drei Liter Flüssigkeit, Gemüse
Woche 3: leber- und darmfreundliche Ernährung
Woche 4: Aufbau der Darmflora, langfristige Ernährungsumstellung

Viel Bewegung, Schlaf und Stressmanagement beobachten und bei Bedarf ärztlich begleiten lassen.

Tipps:

1. Starten Sie mit kleinen Veränderungen
2. Nutzen Sie Kräuter wie Artischocke oder Löwenzahn
3. Magnesium und Vitamin B2 ergänzen – migränefreundlich!
4. Achten Sie auf Warnsignale: Wenn's schlimmer wird → Pause
5. Unterstützende Anwendungen: Sauna, Basenbäder, kneipp-sche Güsse

Ich habe Ihnen hier einen Entgiftungsplan für einen Zeitraum von vier Wochen zusammengestellt. Probieren Sie es einfach mal aus. Sprechen Sie aber vorher noch einmal mit Ihrem Arzt darüber.

Entgiftungsplan

Vorbereitung, circa zwei bis drei Tage vor dem Start

1. Migräne-Tagebuch beginnen: Symptome, Ernährung, Auslöser
2. Koffein langsam reduzieren, zum Beispiel nur eine statt zwei Tassen Kaffee

3. Vorräte checken: Vollwertkost, frisches Gemüse, Obst, Kräutertee, Wasser
4. Rücksprache mit dem Arzt bei Medikamenten oder chronischen Erkrankungen

Woche 1: Entlastung und sanfter Einstieg
Ziel: Trigger meiden, Stoffwechsel aktivieren

1. Kein Zucker, kein Alkohol, möglichst wenig Koffein
2. Viel Wasser, mindestens zwei bis drei Liter, ungesüßte Kräutertees
3. Frische, vollwertige Ernährung: Gemüse, glutenfreie Getreide, gesunde Fette
4. Ein bis zwei Bitterstoffe täglich: Löwenzahnsalat, Artischocke, Rucola
5. Bewegung an der frischen Luft, 20 bis 30 Minuten täglich

Tipp: Magnesium, zum Beispiel 300 mg abends, gegen Spannung und Migräne

Woche 2: Leber und Darm unterstützen
Ziel: Entgiftung fördern, Ausleitung anregen

1. Weiterhin keine Reizstoffe wie: Zucker, Alkohol, Zusatzstoffe, Fertigprodukte
2. Mehr Bitterstoffe und Ballaststoffe, wie etwa: Flohsamenschalen, Leinöl, Sauerkraut
3. Stressabbau: Meditation, Atemübungen, sanftes Yoga

Woche 3: Darmflora aufbauen
Ziel: Neues Gleichgewicht schaffen

1. Probiotische Lebensmittel wie: fermentiertes Gemüse, eingelegter Kohl, Naturjoghurt
2. Präbiotische Lebensmittel: Chicorée, Lauch, Hafer, Topinambur
3. Darmfreundliche Ernährung fortsetzen: ballaststoffreich, möglichst pflanzlich

Woche 4: Stabilisieren und integrieren
Ziel: migränefreundliche Lebensweise festigen

1. Was hat gut getan? → In den Alltag übernehmen
2. Ernährung anpassen: dauerhaft weniger Zucker und Koffein
3. Entspannung und Bewegung bewusst am Tag einplanen
4. Migräne-Tagebuch auswerten: Hat sich etwas verändert?
5. Langfristige Begleiter einbauen: Bitterstoffe, Magnesium, Achtsamkeit

Wichtig:
1. Keine Radikaldiäten oder Nulldiäten!
2. Wenn Migräneanfälle zunehmen → abbrechen oder anpassen
3. Bei Unsicherheiten immer den Arzt oder Fachpersonal fragen

Fazit

Eine gezielte Entgiftung kann bei Migräne eine wertvolle Unterstützung sein – nicht als Wundermittel, aber als sanfter Weg, den Körper zu entlasten und mögliche Trigger zu reduzieren.

Besonders die Leber, der Darm und das Nervensystem profitieren von einer bewusst entzündungsarmen, reizstoffarmen Lebensweise. Wichtig ist: Langsam starten, auf den eigenen Körper hören und nicht mit zu viel Druck vorgehen. Jeder Mensch reagiert anders – was dem einen guttut, kann bei anderen Kopfschmerzen auslösen. In Kombination mit Stressreduktion, Bewegung, Magnesium und ausreichend Schlaf kann eine Entgiftungsphase die Grundlage für ein langfristig stabileres Wohlbefinden schaffen – und vielleicht auch die Migräne spürbar lindern. Wenn Sie dranbleiben und Ihre Erkenntnisse aus dem Prozess mitnehmen, kann daraus mehr entstehen als nur eine »Kur« – nämlich ein nachhaltiger Umgang mit Ihrem Körper.

Mindset

Mindset, man nennt es auf Deutsch auch Mentalität, bezeichnet eine vorherrschende psychische Persönlichkeitseigenschaft im Sinne eines Denk- und Verhaltensmusters eines Menschen. Was ein Mindset für uns als Mensch, die Migräne und unser generelles Leben bedeutet und wie ich gelernt habe, durch ein positives Mindset wieder meinen Weg zu finden, das möchte ich hier gemeinsam mit Ihnen beleuchten.

Fühlen Sie sich etwa immer wieder in bestimmten Situationen unwohl, Ihre Gedanken kreisen immer um dasselbe Thema, die Angst einer Migräneattacke ist in Ihren Gedanken Ihr treuer Begleiter? Dann werfen Sie wahrscheinlich Herausforderungen schnell aus dem Gleichgewicht, haben ein unsicheres Gefühl und überhaupt fühlen Sie sich, als wären Sie irgendwo stehen geblieben. Genau so ging es mir in den letzten Jahren, für mich war mein Leben ein einziger Scherbenhaufen. Dies hat mir gezeigt, dass all das Anzeichen eines negativen Mindsets waren, das sich nicht im

Gleichgewicht befindet. Dass dies zu einer sehr großen Unzufriedenheit im Leben führen kann, davon kann ich ein Lied singen.

Für mich war klar, es muss sich etwas ändern!

Wenn Sie sich genauso fühlen, kann ich Ihnen also nur raten – schauen Sie nicht länger zu! Es ist an der Zeit, dass Sie an Ihrem Mindset arbeiten, denn: positives Denken kann man lernen! Sie allein bestimmen, ob Sie glücklich und erfolgreich sind und ob Sie Ihrer Migräne und dem negativen Gedankenkarussell den Kampf ansagen. Lassen Sie zu, dass Erfolg und Zufriedenheit einen großen Platz in Ihrem Leben finden!

Ein positives Mindset hilft Ihnen dabei, Situationen wesentlich entspannter anzugehen, die Ihnen bisher Stress bereitet haben. Deshalb gehe ich in diesem Kapitel näher auf die folgenden Punkte ein:

- Warum positives Denken enorm wichtig ist
- Wie auch Sie ein positives Mindset entwickeln
- Wie sich Probleme erfolgreich meistern lassen
- Welche Lebensbereiche Ihr Mindset beeinflusst
- Wie Sie mit einer positiven Einstellung Ihr Leben verbessern

Wie genau definiert man eigentlich Mindset?

Wie oben bereits geschrieben, steht der englische Begriff Mindset allgemein für das deutsche Wort Mentalität. Aber was steckt alles hinter Mentalität? Mentalität bedeutet unter anderem:

- Einstellung
- Denkweise
- Orientierung
- Weltanschauung
- Haltung
- Gesinnung
- Lebensphilosophie

Wie die Punkte zeigen, ist Ihr Mindset also Ihre eigene Einstellung zu bestimmten Themen. Es beschreibt Ihre Denkweisen, Verhaltensmuster, Überzeugungen und im Allgemeinen Ihre innere Haltung. Stark geprägt wird es von Ihren bisherigen Erfahrungen. Die positiven Erfahrungen ermutigen und bestärken Sie, während negative Erfahrungen dafür sorgen, dass Sie sich weniger zutrauen oder sogar Angst vor etwas haben.

Prinzipiell ist Ihr eigenes Mindset ausschlaggebend für Ihr glückliches und erfolgreiches Leben. Darum ist positives Denken so enorm wichtig! Ein positives Mindset bedeutet, dass Sie generell eine optimistische Grundhaltung zeigen. Herausforderungen nehmen Sie an und meistern sie, geben nicht auf und finden immer einen Weg zum Ziel. Wenn Sie etwas anpacken, sind Sie auch überzeugt davon, es zu schaffen. Sie denken positiv, haben mehr Selbstvertrauen und erholen sich deutlich schneller von Rückschlägen. Auch Ihre Ziele erreichen Sie mit einem positiven Mindset wesentlich schneller.

Im Mindset selbst gibt es unterschiedliche Denkweisen. Hierzu zählen nicht nur die Unterscheidung zwischen positivem und negativem Mindset, sondern es gibt noch das »Growth Mindset« und das »Fixed Mindset«. Zuerst möchte ich gerne auf den Unterschied von einem positiven und einem negativen Mindset eingehen. Ich habe Ihnen hier ein paar Beispiele aufgeführt, die zu einem negativen Mindset passen:

»Ich bin nicht gut genug und keiner mag mich.«

»Meine Freunde haben mir oft gesagt, dass ich ein schlechter Mensch bin, darum habe ich es verdient, unglücklich zu sein.«

»Ich werde nie einen besseren Job finden, weil alle anderen immer besser sind als ich.«

Solche Gedanken lösen negative Gefühle bei Ihnen aus und verzerren Ihr Selbstbild. Das hat enorme Auswirkungen auf Ihr Handeln. Es ist vollkommen okay, negative Gefühle zu haben, weil diese Ihnen ja einen Hinweis darauf geben, dass im Moment etwas nicht stimmt. Wenn Sie aber keine Lust mehr auf das negative Gefühl haben, dann können Sie Ihre Sichtweise ändern und sich überlegen, wie Sie das Beste aus der Situation machen. Verdrängen sollten Sie diese negativen Gefühle allerdings nicht, denn wenn Sie Ihre negativen Gefühle verdrängen, kann das auf lange Sicht krank machen. Ich spreche hier aus eigenen Erfahrungen! Arbeiten Sie also lieber an sich selbst, als die negativen Gedanken komplett zu verdrängen. Jetzt folgen ein paar Gedanken, die sehr gut zu einem positiven Mindset gehören:

»Ich bin liebenswert, mit all meinen Ecken und Kanten.«

»Ich gestalte mein Leben nach meinen Vorstellungen, weil ich es verdiene, glücklich zu sein.«

»Im Job gebe ich mein Bestes und lerne stets Neues dazu.«

Positives Mindset bedeutet also in erster Linie, die Tatsachen zu akzeptieren, wie sie sind, ganz ohne Einteilung in Gut oder Schlecht. Der Blickwinkel, aus dem Sie die Fakten dann betrachten, ist entscheidend dafür, was Sie aus der Situation machen. Das ergibt bei 360 Grad ziemlich viele unterschiedliche Blickwinkel. Es bedeutet nicht, dass Sie immer alles positiv sehen müssen. Ich bin eher ein Fan von konstruktivem Denken.

Merken Sie den Unterschied? Wichtig ist, dass es jetzt nicht bedeutet, alles auf Zwang immer positiv zu sehen, damit alles gut wird. Schlechte Gefühle werden Sie nicht los, indem Sie diese komplett übergehen, einfach ausblenden und mit zwanghaft positiven Gedanken überlagern. Das geht vielleicht eine Zeit lang gut, aber dann werden Sie Ihre negativen Gefühle umso heftiger wieder einholen.

Nun komme ich zu dem Unterschied zwischen Fixed Mindset und Growth Mindset. Vielleicht haben Sie diese beiden Begriffe schon mal irgendwo gehört oder gelesen. Beide stammen aus der Psychologie und beschreiben die Brille, durch die Sie sich selbst sehen.

Fixed Mindset bedeutet, dass Sie fest daran glauben, dass etwas so ist, wie es ist, und daran lässt sich auch nichts ändern. Das bezieht sich meistens auf Dinge, von denen wir glauben, dass wir keinen Einfluss darauf haben, wie zum Beispiel Talente, Intelligenz oder Armut und Reichtum. Ein Fixed Mindset wird Sie eher daran hindern, neue Dinge auszuprobieren, weil Sie davon überzeugt sind, dass Sie etwas nicht können oder nicht gut genug sind. Diese Denkweise beeinflusst wirklich jeden Bereich Ihres Lebens. Das geht so weit, dass Sie die guten Chancen, die sich Ihnen im Leben bieten, sabotieren oder es nicht mal wagen, es zu versuchen.

Wer sich hingegen ein Growth Mindset aufgebaut hat, glaubt daran, dass Talente und Fähigkeiten weiterentwickelt oder neu erlernt werden können. Fehler werden statt als totale Katastrophe eher als Chance zur Weiterentwicklung gesehen. Damit Sie sich besser vorstellen können, was ich damit meine, beschreibe ich Ihnen das Growth Mindset an diesem Beispiel: Angenommen, Singen macht Ihnen große Freude und Sie würden gerne mal bei einer Talentshow mitmachen. Sie überlegen sich also, welche

Schritte Sie machen werden, um zu Ihrem Ziel zu gelangen. Vermutlich werden Sie mit Gesangsunterricht beginnen und dann an Ihren Techniken arbeiten, bevor Sie sich für diese Show bewerben. Wenn Sie es dann geschafft haben und teilnehmen dürfen, aber nicht gewinnen, ist das auch nicht weiter schlimm. Immerhin haben Sie Ihr Ziel erreicht, an der Show teilzunehmen. Die Kritik der Jury nehmen Sie für sich mit nach Hause und versuchen, sich weiter zu verbessern. Vielleicht klappt es beim nächsten Mal oder es ergibt sich eine andere tolle Gelegenheit. Kurz gesagt, das, woran Sie glauben, wird zu Ihrer Realität. In der Psychologie wird das auch selbsterfüllende Prophezeiung genannt.

In diesem Buch geht es nicht nur um die alltäglichen Dinge, sondern im Schwerpunkt um Migräne und Kopfschmerzen. Wie kann man also die beiden Versionen des Mindsets jetzt auf diese Themen übertragen? Fixed Mindset ist, dass ich an Migräne und Kopfschmerzen leide und dadurch eventuell in eine Art Opferrolle verfalle, weil ich der Überzeugung bin, dass ich an diesem Zustand nichts ändern kann. Mit dem Growth Mindset habe ich allerdings die Möglichkeit, täglich daran zu arbeiten, wie ich mit der Migräne und allen Begleiterscheinungen umgehe und sie somit wahrscheinlich auch positiv beeinflussen kann.

Es gibt viele Lebensbereiche, die durch Ihr Mindset beeinflusst werden:

- Beruflicher Erfolg
- Persönliches Wohlbefinden
- Beziehung zu Partner, Familie und Freunden
- Selbstbewusstsein
- Finanzen
- Gesundheit
- Umgang mit Krisen, Rückschlägen oder Problemen

Es lohnt sich also auf jeden Fall, wenn Sie sich ein positives Mindset aneignen. Fest steht, dass Sie dieses durch etwas Training tatsächlich entwickeln können. Ab sofort ist Schluss mit negativen Gedanken. Es wird Zeit für ein Leben voller Erfolg, Zufriedenheit und vor allem Gesundheit. Wenn Sie diese nächsten Punkte berücksichtigen, werden auch Sie Ihre Ziele mit einer positiven Einstellung erreichen und Ihren Gedanken zeigen, wer das Sagen hat.

1. Starten Sie mit einer Morgenroutine in den Tag

Mit einer Morgenroutine stellen Sie die Weichen für einen guten, bewussten und entspannten Tag. Sie haben es selbst in der Hand, ob Sie positiv oder negativ starten. Das kann eine kurze Meditation für einen entspannten Start, ein großes Glas Wasser oder ein frisch gepresster Orangensaft sein, um Ihren Körper wach und fit zu machen. Sie können auch direkt nach dem Aufwachen aufzählen, wofür Sie gerade dankbar sind. Konzentrieren Sie sich dabei auf die wertvollen Dinge, die Sie bereits haben, und nicht auf das, was Ihnen fehlt. Beschreiben Sie, warum der heutige Tag positiv sein wird. Auch das tägliche Erstellen einer To-do-Liste hilft Ihnen dabei, Ihren Tag zu strukturieren. Machen Sie sich einfach Gedanken darüber, wie für Sie ein guter Start in den Tag aussieht, und bauen das täglich ein. Immer wieder!

2. Umgeben Sie sich mit einem positiven Umfeld

Ihre Stimmung wird wesentlich besser, wenn Sie sich auf positive Beziehungen fokussieren. Optimistische und fröhliche Menschen unterstützen Sie und übertragen ihr eigenes positives Mindset direkt auf Sie. Dadurch fällt Ihnen automatisch selbst eine positive Einstellung leichter. Die ständigen Nörgler und Schwarzseher ziehen Sie nur runter und triggern Sie. Meiden Sie diese Menschen, so gut es nur geht. Nicht jeder kann Ihre Träume nachvollziehen, was völlig okay ist. Lassen Sie sich diese Träume aber nicht ausreden. Auch auf negative Inhalte sollten Sie unbedingt verzichten.

Wenn Ihnen die täglichen Nachrichten kein gutes Gefühl bereiten, verzichten Sie darauf. Sie werden sehen, welche kleinen Wunder das bewirkt.

3. Setzen Sie sich mit Ihrem inneren Kritiker auseinander

Bestimmt kennen Sie die Stimme, die Ihnen etwas ausredet und sagt »Du bist nicht gut genug«. Setzen Sie sich aber mit diesem inneren Kritiker einmal näher auseinander. Vielleicht sind es die Glaubenssätze aus der Vergangenheit, zum Beispiel von Ihren Eltern oder Lehrern. Heute haben Sie die Chance, ein anderer Mensch zu sein. Sobald Sie verstehen, warum Sie diese kritischen Stimmen hören, können Sie auch aktiv daran arbeiten und für ein positives Mindset sorgen.

4. Betrachten Sie Probleme von einer anderen Seite

Ein Problem ist immer das, was Sie daraus machen. Seien Sie mutig und stellen Sie sich Ihren Problemen, anstatt sich darüber zu beschweren. Fragen Sie sich vielmehr, was Ihre Chance an diesem Problem sein könnte, und denken Sie aktiv über eine Lösung nach. Wenn Sie einen Fehler gemacht haben, können Sie daraus lernen und sogar daran wachsen. Genau diese Einstellung macht ein positives Mindset aus.

Stellen Sie sich in kritischen Situationen gerne einmal vor, was das Schlimmste sein könnte, das Ihnen passiert. Dann versuchen Sie, dafür eine Lösung zu finden. In den meisten Fällen treffen diese schlimmsten Vorstellungen gar nicht erst ein.Sie haben sich für heute draußen eine Unternehmung vorgenommen, aber jetzt regnet es? Sie können sich jetzt darüber aufregen und enttäuscht sein, können aber auch in wetterfesten Klamotten losziehen oder eine Alternative für drinnen finden. Fakt ist lediglich, dass es regnet. Alles andere ist nur Ihre eigene Interpretation.

5. Setzen Sie sich klare Ziele

Suchen Sie noch nach dem Sinn des Lebens? Oder möchten Sie sich selbstständig machen? Dann definieren Sie diese Ziele, so klar es nur geht. Ziele unterstützen Ihr positives Denken, wenn Sie sich diese setzen und auch verfolgen. Sobald Sie kleine Teilerfolge erzielen, sind Sie zufriedener, bekommen gute Laune und werden stolz auf sich sein. Seien Sie unbedingt dankbar für Ihre Erfolge auf dem Weg zum Ziel, freuen Sie sich darüber und loben oder feiern Sie sich selbst.

6. Legen Sie Ihre Opferrolle ab

Machen Sie bitte nicht andere Menschen oder Umstände für Ihre Probleme verantwortlich. Übernehmen Sie selbst Verantwortung dafür und holen das Beste aus jeder Situation heraus. Sie werden immer einen Weg zum Ziel finden, Herausforderungen meistern und Ihr Leben selbst gestalten. Hauptsächlich Sie selbst haben Ihr Leben in der Hand. Seien Sie ein proaktiver Mensch und arbeiten Sie in genau diesen Situationen an einem beziehungsweise an Ihrem positiven Mindset.

7. Glauben Sie an sich und haben Sie Vertrauen

Sie haben in Ihrem Leben schon einiges geschafft. Wenn Sie auf Ihre künftigen Ziele bezogen denken, Sie schaffen das, werden Sie es mit großer Wahrscheinlichkeit auch erreichen. Glauben Sie aber, Sie werden es sowieso nicht schaffen, nimmt sich das Ihr Unterbewusstsein stark zu Herzen und hindert Sie am Erreichen des Ziels. Nur was Sie denken, beeinflusst letztendlich, was Sie erreichen. Also haben Sie Vertrauen in sich selbst und glauben immer daran, dass Sie es schaffen, egal was Sie sich vornehmen.

8. Erweitern Sie Ihren Horizont

Ein positives Mindset können Sie schon mit kleinen Veränderungen in Ihrem Alltag aufbauen. Wenn Sie sich selbst öfter dabei ertappen, dass Sie sich vorsagen »ich kann das nicht«, fügen Sie in diesem Satz ab jetzt das Wort »noch« hinzu. Wenn Sie etwas noch nicht können, machen Sie Ihrem Unterbewusstsein klar, dass Sie bereit sind, es zu lernen. Dann stellen Sie sich einfach mal vor, wie Ihr Leben aussehen würde, wenn Sie es schon könnten, geschafft haben.

9. Fehler sind Chancen

Ein Fehler oder Misserfolg soll kein Grund dafür sein, dass Sie gleich aufgeben. Rückschläge passieren eben mal im Leben. Menschen, die erfolgreich sind und etwas besonders gut können, haben gelernt, mit Niederlagen umzugehen. Die besten Beispiele dafür finden wir im Leistungssport. Diese Menschen erbringen herausragende Leistungen, mussten aber auch lernen, mit harten Rückschlägen umzugehen. Jedenfalls haben sie sich deshalb nicht davon abbringen lassen, weiter ihre Ziele zu verfolgen.

Erfolg hängt nicht allein von Ihrem Talent ab, sondern mehr von Ihrer Bereitschaft, etwas dafür zu tun. Mit der richtigen Einstellung und kontinuierlicher Arbeit können Sie Ihre Fähigkeiten verbessern und auch neue entwickeln. Das bedeutet aber auch, Zeit zu investieren, zu üben und aus Fehlern zu lernen.

10. Zelebrieren Sie Ihre Erfolge

Ein weiterer und wichtiger Punkt ist, dass Sie sich über die kleinen Erfolge genauso wie über die großen so richtig freuen. Feiern Sie jeden einzelnen Erfolg und schenken Sie den kleinen wie den großen Meilensteinen dieselbe Anerkennung. Dadurch wird Ihnen alles Gute, das Sie auf Ihrem Weg zum Ziel erfahren, bewusster. Das hält Sie auch über einen längeren Zeitraum motiviert. Denn für jeden Erfolg, den Sie für sich verbuchen können, schüttet Ihr

Gehirn Dopamin aus. Dieses Glückshormon bringt Ihnen gute Laune, und das macht Sie ganz automatisch produktiver und motiviert Sie. Erzielen Sie regelmäßig gute Erfolge, gewinnen Sie auch an innerer Stärke und Mut.

Fazit

**Glücklich und erfolgreich zu sein,
ist nun allein Ihre Entscheidung.**

Nun wissen Sie, welche enorme Auswirkung ein positives Mindset auf alle Bereiche in Ihrem Leben hat. Wenn Sie sich bewusst mit positiven Menschen, Gedanken oder Nachrichten umgeben, wird sich auch Ihr Mindset deutlich verbessern. Ihre eigene Einstellung entscheidet letztendlich darüber, wie zufrieden Sie Ihr kostbares Leben – mit all seinen Herausforderungen – verbringen. Ein positives Mindset macht Sie zweifelsohne zu einem erfolgreicheren und glücklicheren Menschen.

Bitte bedenken Sie, dass jede Veränderung an Ihrem Mindset Übung braucht, also seien Sie geduldig mit sich selbst. Ihr Mindset hat sich über Jahrzehnte aufgebaut, daher braucht es Zeit, bis Sie eine neue Gewohnheit daraus machen und langfristig ein neues Mindset aufbauen können. Ja, es wird etwas Zeit kosten, aber die Zeit ist gut investiert – und es lohnt sich! Daher empfehle ich Ihnen: Wiederholen Sie die Übungen so oft, bis Sie diese verinnerlicht haben – und mit einem neuen positiven Mindset wieder durchstarten können.

Resilienz

Resilienz – die seelische Widerstandsfähigkeit!

Resilienz beschreibt zusammengefasst die Gabe, Konflikte, Krisen oder Schmerzen zu bewältigen, ohne psychischen Schaden davonzutragen. Im weiteren Verlauf beschreibe ich ausführlich, wie Sie Ihre seelische Widerstandsfähigkeit angesichts Gesundheitskrisen, in diesem Fall zum Beispiel häufige Migräneattacken, stärken können, um diese ohne Beeinträchtigung zu überstehen.

Resilienz ist das Immunsystem unserer Seele. Der Begriff Resilienz beschreibt ursprünglich flexible Materialien, die nach Einwirkung von außen wieder in ihre Ausgangsform zurückkehren. Übertragen auf uns Menschen bedeutet der Begriff aber noch viel mehr. Wer die Widrigkeiten des Lebens, ganz besonders die stressigen Zeiten, wie zum Beispiel Kündigungen, Trennung, Krankheit, Zeitdruck auf der Arbeit oder Streit in der Partnerschaft, übersteht, der ist nicht nur widerstandsfähig, sondern kann an solchen Konflikten oder Krisen sogar wachsen. Resiliente Menschen verfügen über Eigenschaften, die ihre seelische Widerstandskraft ausmachen. Zu dieser Widerstandskraft gehören folgende Faktoren:

Akzeptanz – Resiliente Menschen können annehmen, was ihnen widerfahren ist, und sehen Konflikte und Krisen als einen Teil des Lebens an.

Optimismus – »Es wird sich alles zum Guten wenden« – so oder so ähnlich lautet ein optimistischer Gedanke eines resilienten Menschen. Positiv zu denken, macht Menschen zuversichtlich und widerstandsfähig.

Selbstwirksamkeit – Der Glaube an die eigenen Fähigkeiten und Kompetenzen ist ein wichtiger Grundstein für die seelische

Widerstandsfähigkeit. Resiliente Menschen sind sich sicher, dass sie Konflikte oder Krisen selbstständig bewältigen und lösen können.

Eigenverantwortung – Resiliente Menschen sind bereit, Verantwortung für ihr Leben zu übernehmen, anstatt sich als Opfer der Umstände zu sehen. Sie bemühen sich, jegliche Probleme eigenverantwortlich zu lösen, auch wenn sie diese nicht verursacht haben.

Netzwerkorientierung – Freundschaften geben bei Konflikten oder in Krisen Kraft. Resiliente Menschen bauen soziale Beziehungen auf und nehmen Unterstützung und Hilfe in schweren Zeiten offen an.

Lösungsorientierung – Bei jedem Konflikt oder jeder Krise offenbaren sich in der Regel auch Wege, die uns helfen, gestärkt daraus hervorzugehen und etwas aus ihnen zu lernen. Resiliente Menschen orientieren sich an Lösungen und versuchen, diese umzusetzen.

Die Grundsteine für Resilienz werden in den frühen Kindheitsjahren gelegt, und klar ist, dass bestimmte Menschen seelisch widerstandsfähiger sind als andere. Es ist dennoch möglich, als Erwachsener aktiv an seiner Resilienz zu arbeiten, um diese zu stärken.

Sie wollen Ihre Widerstandsfähigkeit verbessern?

So können Sie Ihre eigene Resilienz optimal trainieren: Resilienz ist wie ein Muskel, der trainiert werden kann. Aufbauend auf den oben genannten sechs Faktoren gebe ich drei praktische Tipps, mit denen Sie Ihre Resilienz stärken können. Akzeptieren Sie, dass

Leben Wandel heißt, und gehen Sie zuversichtlich und achtsam damit um. Wenn Sie achtsam sind, können Sie Konflikte oder Krisen überstehen, ohne in einem Sog aus negativen Gedanken und Gefühlen zu versinken. Außerdem fördert eine ausgewogene, akzeptierende Haltung eine lebensbejahende und zuversichtliche Einstellung und damit Ihren Optimismus.

Glauben Sie fest an Ihre Fähigkeiten und treffen Sie Entscheidungen. Besonders in schweren Zeiten sollten Sie sich Ihrer Stärken bewusst machen. Sie helfen Ihnen, zuversichtlich zu bleiben. Denken Sie daran, wie Sie in der Vergangenheit Konflikte oder Krisen gemeistert haben. Wir vergessen oft, was wir schon geschafft haben. Wenn die Gefahr besteht, die eigenen Kompetenzen zu vergessen, empfehle ich Ihnen, diese aufzuschreiben. So geht nichts verloren und Sie können jederzeit nachlesen, was Ihnen schon alles gelungen ist. Besinnen Sie sich in Konflikt- oder Krisenzeiten auf Ihre Fähigkeiten. Dann können Sie ganz bewusst entscheiden, was Sie tun können, um Probleme zu lösen. Damit übernehmen Sie Verantwortung für Ihr Leben und trainieren zugleich Ihre Resilienz.

Suchen Sie nach Möglichkeiten, Ihre Probleme zu lösen, und nehmen Sie Hilfe an. Resilienz bedeutet auch, nicht so schnell aufzugeben. Überlegen Sie, wie andere Menschen in solch einer Lage reagieren würden. Nehmen Sie sich Zeit und versuchen Sie, so viele Lösungen wie möglich für Ihr Problem zu finden. Schreiben Sie ruhig alles auf. Wählen Sie zunächst eine Lösung und entscheiden Sie sich dann, diese umzusetzen. Bei sehr schwerwiegenden Fällen kann professionelle Hilfe die Lösung sein. Sie müssen nicht jedes Problem alleine lösen.

Ganz wichtig ist zu sagen, dass Resilienz Widerstandsfähigkeit bedeutet – nicht Abhärtung. Es gibt Menschen, die meinen, dass der Schlüssel zur Resilienz in der Abhärtung liegt. Sich mehr Arbeit aufhalsen, länger durchhalten, sich nichts anmerken lassen oder jedes Problem alleine lösen. Das ist ein Trugschluss. Es macht uns nicht widerstandsfähiger, sondern führt zu einer Überforderung.

Der Weg zur Resilienz ist ein anderer – Erholung!

Das Geheimnis steckt darin, achtsam und nachhaltig mit den eigenen psychischen Ressourcen umzugehen. Geringeres Arbeitspensum, weniger Erfolgsdruck, mehr Pausen machen und auch mal zu einer zusätzlichen Aufgabe »Nein« sagen zu können. Es müssen nicht immer einhundert Prozent sein, achtzig Prozent sind manchmal mehr. Nehmen Sie sich Zeit und genießen Sie die wirklich schönen Momente in Ihrem Leben. Ob es ein gutes Essen, Zeit mit Ihren Freunden oder ein schöner Sonnenuntergang ist. Von diesen Erinnerungen können Sie zehren, wenn es mal nicht so gut läuft. Gleichzeitig dienen diese der seelischen Erholung.

Fazit

Aktiv eigene Probleme lösen und regelmäßige Erholung fördern die Resilienz. Jeder Konflikt und jede Krise in Ihrem Leben bieten Ihnen die Chance, zu wachsen und zu lernen. Nehmen Sie diese Chance an und lösen Sie Ihre Probleme eigenverantwortlich. Das gibt Ihnen Kraft und Selbstvertrauen und stärkt Ihre Resilienz. Gehen Sie gleichzeitig achtsam und nachhaltig mit sich selbst um. Nutzen Sie Zeiten ohne Konflikte oder Krisen, um sich zu erholen und das Leben von den schönsten Seiten auszukosten.

Selbstliebe

Wie kann man sich mit einer chronischen Krankheit, die das eigene Leben so sehr einschränkt, eigentlich selbst lieben? Eine weitere Frage, die im Raum steht, ist: Was genau ist eigentlich Selbstliebe? Wenn man das Internet befragt, bekommt man folgende Antwort:

> Selbstliebe, auch Eigenliebe, bezeichnet die allumfassende Annahme seiner selbst in Form einer uneingeschränkten Liebe zu sich selbst.

Okay, so weit, so gut. Aber so einfach, wie es dort beschrieben steht, ist es in der Umsetzung leider gar nicht. Ich habe also angefangen, ein paar Dinge zu hinterfragen.

- Wie oft kümmere ich mich wirklich und intensiv um mich selbst?
- Gönne ich mir, meiner Seele, meinem Körper genug Aufmerksamkeit und Ruhe?
- Habe ich Rituale, mit denen ich mich regelmäßig selbst wertschätze?
- Was sind meine eigenen Bedürfnisse?
- Wie wirkt sich mein Umfeld auf meine Selbstliebe aus?

Für manche Menschen, unter anderem auch für mich, scheint es umständlich, Rituale der Wertschätzung für sich selbst in die tägliche Routine einzubauen. Die erste Rechtfertigung dafür ist wahrscheinlich »Ich habe dafür keine Zeit« oder »Ich habe noch zu viele andere Sachen zu erledigen«. Ich habe jedoch gemerkt, dass, wenn man zu oft die Bedürfnisse anderer vor die eigenen stellt, dies zu einer fehlenden »Ich-Zeit« führt, und dies wiederum kann Stress und Unmut hervorrufen und hält uns davon ab, die beste Version unserer selbst zu sein. Die beste Version von uns selbst, die nur wir lieben möchten.

Erfahrungen haben gezeigt, dass man durch tägliche Selbstliebe Stress deutlich reduzieren kann, die Wahrscheinlichkeit mentaler und physischer Erkrankungen verringert wird, die eigene Produktivität gesteigert und Gefühle wie zum Beispiel Zufriedenheit angeregt werden. Wenn wir uns jeden Tag ein wenig Mitgefühl schenken, können wir uns mit einem klaren und glücklichen Verstand Beziehungen oder der Arbeit nähern, wodurch der Kreislauf der positiven Einstellung nur weiter verstärkt wird.

Selbstliebe strahlt nach außen, das ist mir extrem in der Zeit aufgefallen, in der es mir gar nicht gut ging. Die Menschen um uns herum haben ein gutes Gespür, ob wir mit uns selbst im Reinen sind. Daher wundert es mich im Nachhinein gar nicht mehr, dass mich die Menschen auf der Straße lieber gar nicht – oder wenn, nur kurz angebunden – angesprochen haben. Wahrscheinlich habe ich genau das ausgestrahlt – ich mag mich gerade selbst nicht, sprich mich besser nicht an.

Ein weiterer Punkt, der darauf folgt, ist, dass die Selbstliebe den Umgang mit anderen verbessert. Denn Selbstliebe wirkt sich zusätzlich spürbar darauf aus, wie Sie mit den Menschen in Ihrem Umfeld umgehen. Sind Sie unzufrieden mit sich selbst, dann lassen Sie das die anderen Menschen bewusst oder unbewusst spüren. Frust und Wut entladen sich gegenüber Außenstehenden. Mögen Sie sich hingegen selbst, gehen Sie entsprechend offen, freundlich und positiv mit Ihren Mitmenschen um. Hierzu zählt vor allem auch, dass Selbstliebe und Authentizität sehr eng miteinander verbunden sind. Wer sich nicht verstellt, um anderen krampfhaft zu gefallen, sondern seine Gefühle – oder auch wie es einem geht – offen kommuniziert, wird von anderen als deutlich positiver wahrgenommen.

Abschließend habe ich festgestellt: Wer sich selbst liebt, ist langfristig erfolgreicher. Fehler, Probleme, Rückschläge, Kritik.

Alles Dinge, mit denen ich mich intensiv beschäftigt habe und die zum Leben und auch zum beruflichen Werdegang dazugehören. Hier habe ich gemerkt, wie Selbstliebe mir dabei hilft, auf die richtige Weise mit diesen Hürden umzugehen, daraus zu lernen und daran zu wachsen, ohne die Schuld bei mir selbst zu suchen oder frühzeitig aufzugeben.

Um Ihnen zu helfen, heute noch mit dem Projekt Selbstliebe zu starten, habe ich hier aufgeschrieben, was mir geholfen hat, mich wieder selbst zu lieben.

1. Essen Sie gesund und achtsam
Zu oft essen wir unsere Mahlzeiten, während wir gleichzeitig andere Sachen erledigen, und schränken uns dabei selbst bei dem Genuss des Essens ein. Oft führt dieses Verhalten auch dazu, sich einfach nur schnell irgendwas Greifbares, meist Ungesundes, in den Mund zu schieben. Stellen Sie sich selbst mal die Frage: Würden Sie am Computer arbeiten, wenn Sie gemeinsam mit einem geliebten Menschen Mittag essen? Behandeln Sie sich selbst mit dem gleichen Level an Respekt und erlauben Sie es sich, Ihr gesundes Essen ohne jegliche Ablenkung zu genießen.

2. Verdeutlichen Sie sich, was Sie schon erreicht haben
Obwohl vieles in dieser schnelllebigen Zeit für eine To-do-Liste spricht, um auch ja nichts zu vergessen, sollten wir besser auch mal erkennen, was wir bereits geschafft haben. Versuchen Sie einmal, am Ende des Tages eine Liste, mental oder schriftlich, mit all den produktiven Dingen zu schreiben, die Sie an diesem Tag erledigt haben. Haben Sie eine langjährige Freundschaft gepflegt? Haben Sie die Wäsche gewaschen? Haben Sie einen Arbeitsauftrag beendet? Egal, wie klein das Geschaffte ist, Sie verdienen ein Lob, ein Klopfen auf die Schulter.

3. Zeigen Sie Dankbarkeit

Es ist allerdings nicht nur nützlich, sich an die Dinge zu erinnern, die man gemacht hat. Man sollte ebenfalls wahrnehmen, was man hat. Ein Tagebuch neben Ihrem Bett kann dabei helfen, Dinge aufzuschreiben, für die Sie dankbar sind. Egal, ob saubere Bettwäsche oder ein guter Freund – es lohnt sich, alles zu notieren.

4. Beschenken Sie Ihr inneres Kind

Welche Sachen hatten Sie in Ihrer Kindheit am liebsten? Wahrscheinlich waren es eher Kleinigkeiten, wie mit Kreide zu malen, Erdbeeren zu pflücken oder Schokolade zu essen. Verwöhnen Sie Ihr inneres Kind mit kleinen Geschenken und genießen Sie das tolle Gefühl. Kleine Dinge können manchmal Großes bewirken.

5. Schaffen Sie sich einen gemütlichen Platz

Sieht Ihr Zuhause genauso aus, wie Sie es wollen? Falls nicht, ändern Sie es, stellen Sie Kerzen auf oder packen ein paar neue Kissen auf die Couch. Wenn Sie sich einen eigenen Platz kreieren, der sich einladend und gemütlich anfühlt, schaffen Sie sich einen wohlig vertrauten Rückzugsort für anstrengende Zeiten.

6. Lesen Sie ein Buch

Es fühlt sich gut an, ein Buch zu finden, das man gerne liest. Denken Sie an das wunderbare Gefühl, wenn Sie sich schon auf eine spannende Geschichte freuen. Und das Lesen selbst hilft dabei, zur Ruhe zu kommen. Wenn Sie diese Zeilen lesen, dieses Buch in der Hand halten, haben Sie schon etwas für sich getan.

7. Bewegen Sie sich

Was andere über Bewegung und Endorphine sagen, ist tatsächlich wahr. Wenn man aktiv ist, fördert man das innere Gefühl des Glücks. Das bedeutet jetzt allerdings nicht, dass Sie sich in einem Fitnessstudio anmelden sollen. Finden Sie lieber eine körperliche

Bewegung, die am besten zu Ihnen passt. Gehen Sie mit Ihren Freunden tanzen, machen Sie einen Spaziergang am Samstagmorgen oder verabreden Sie sich für eine Fahrradtour.

8. Nehmen Sie sich eine Auszeit

Die sozialen Medien haben ihre Vorteile. Aber macht es Sie wirklich glücklich, sich selbst vor den Online-Versionen der anderen zu enthüllen? Nicht allzu oft zeigen die Accounts nur die Erfolge, und so kann es hart sein, wenn man sein komplettes eigenes Leben nur mit den Highlights anderer vergleicht. Nehmen Sie sich die Zeit, loggen Sie sich in den sozialen Netzwerken aus und ermöglichen Sie es, sich auf die schönen Momente im Leben zu fokussieren.

9. Erschaffen Sie etwas

Ob es ein leckerer Kuchen oder eine Aquarellzeichnung ist, wenn wir kunstvoll tätig werden, können wir uns produktiv und achtsam fühlen.

10. Erstellen Sie sich ein Selbstliebe-Kit

Bereiten Sie sich einen Korb mit all den Dingen vor, die Sie wirklich mögen. Das kann ein gut duftendes Parfum, ein Badezusatz, Süßigkeiten oder ein Fotoalbum mit tollen Erinnerungen sein. Platzieren Sie dieses kleine Wundermittel in Ihrer Nähe für den Fall, dass Sie eine extra Ladung Selbstliebe benötigen. Denken Sie immer daran: Wenn Sie die beste Version Ihrer selbst sind, können Sie diese wundervollen Gefühle mit Ihren Mitmenschen teilen. Suchen Sie nach dem Guten, verbreiten Sie Frieden und Ruhe und schauen dabei zu, wie das Positive wächst.

Selbstvertrauen

Vertrauen in die eigenen Kräfte und Fähigkeiten, das ist Selbstvertrauen. In den letzten Jahren, mit all meinen Höhen und Tiefen, habe ich ganz intensiv gemerkt, wie wichtig das eigene Selbstvertrauen und ein gutes Selbstbewusstsein ist. Ich habe lange Zeit nicht mehr an meine eigene Kraft geglaubt. Ich hatte manchmal das Gefühl, die Migräne mit all ihren Begleiterscheinungen raube mir jegliche Kraft und alle Fähigkeiten, die ich besitze. Letztendlich hat der Wiederaufbau meines Selbstvertrauens mir wieder die Kraft und den Mut gegeben, meine Richtung für mich zu finden, neu zu definieren und diesen manchmal unglaublich schweren Weg mit all dem Ballast zu gehen. Eins steht fest: Sein Selbstbewusstsein kann man stärken, denn es ist keine unveränderliche Eigenschaft, sondern ein Prozess.

Ich beschreibe hier fünf einfache Dinge, die mir geholfen haben, mein Selbstbewusstsein wieder zu fördern. Es bedeutet, sich seiner persönlichen Geschichte bewusst zu sein, diese anzunehmen und sich so zu akzeptieren, wie man ist. Es geht darum, die ganz individuellen Stärken zu kennen oder – wenn diese unterwegs verloren gegangen sind – sie wiederzufinden und an sich zu glauben.

1. Achtsam sein und innehalten

Der erste Schritt zu mehr Selbstbewusstsein ist gar kein richtiger Schritt. Es geht vielmehr darum, erst einmal innezuhalten. Befreien Sie sich von dem stetigen Drang, einen bestimmten Zustand erreichen zu müssen. Um Ihr Selbstbewusstsein zu stärken, ist es wichtig, dass Sie sich zunächst so akzeptieren, wie Sie sind. Das mag sich anhören, als wäre das mit einer Veränderung des Selbstwertes nicht vereinbar. Diese Selbstakzeptanz ist jedoch der erste wichtige Schritt zur Veränderung. Ein Weg des Innehaltens liegt in der Achtsamkeit. Kommen Sie im Hier und Jetzt an, akzeptieren

Sie sich, wie Sie sind, und nehmen Sie Ihre Erfahrungen an, wie sie sind. Sollte Ihnen dies am Anfang schwerfallen, können Sie gerne die Übungen im Kapitel Achtsamkeit als eine weitere Hilfestellung nutzen.

2. Selbstfürsorge stärkt Ihr Selbstbewusstsein

Stärken Sie Ihr Selbstbewusstsein, indem Sie auf Ihre Bedürfnisse hören und auch mal eine Extra-Pause einlegen. Um Ihr Selbstbewusstsein zu stärken, sollten Sie sich um Ihre eigenen Bedürfnisse kümmern. Werden Sie selbst Ihr bester Freund und sorgen Sie für sich. Beginnen Sie dabei immer bei Ihren eigenen körperlichen Grundbedürfnissen. Fragen Sie sich:

- Schlafe ich genug?
- Bin ich oft müde oder kraftlos?
- Fühle ich mich oft niedergeschlagen?
- Esse ich regelmäßig und trinke ich ausreichend?

Die Antworten auf diese Fragen geben Ihnen gute Hinweise darauf, ob Sie ausreichend für sich sorgen. Hören Sie in sich hinein und achten Sie auf die Signale Ihres Körpers. Wenn Sie eine Pause brauchen, dann nehmen Sie sich eine. Wenn Sie mal einen Tag für sich sein wollen, dann tun Sie das. Damit zeigen Sie sich, dass Sie es sich selbst wert sind, und das stärkt spürbar Ihr Selbstbewusstsein.

3. Vergleichen Sie sich nicht mit anderen

Vergleichen ist menschlich. Jeder tut es. Doch im Vergleichen mit anderen liegt die Falle für das eigene Selbstbewusstsein. Gibt es da jemanden, der subjektiv etwas besser kann oder etwas mehr hat, dann zweifeln wir an unserem eigenen Wert. Was wir dabei häufig vergessen: Jeder Mensch hat seine eigene Geschichte und ist auf seine individuelle Art wertvoll.

Messen Sie Ihre Fähigkeiten, Stärken und Erfolge an individuellen Maßstäben. Das, was Sie bisher geschafft haben, haben Sie – und aus eigener Kraft – geschafft. Der beste Vergleich ist der mit sich selbst. Fragen Sie sich auch:

- Habe ich mich weiterentwickelt?
- Bin ich weiter als vor ein paar Jahren?
- Bin ich ein wenig gelassener geworden?
- Oder konnte ich etwas nachhaltiger leben?

Sie haben einen individuellen Weg hinter sich, der sich nicht nach äußeren Maßstäben oder anderen Menschen einordnen lässt. Deshalb bleiben Sie reflektiert und nur bei sich.

4. Verlassen Sie Ihre Komfortzone

Die eigene Komfortzone zu verlassen, etwas Neues auszuprobieren, das macht einigen Menschen Angst. Auch selbstbewusste Menschen haben Angst. Doch sie lassen sich von dieser Angst nicht abhalten. Probieren Sie so oft wie möglich etwas Neues aus. Es muss nicht gleich eine große Sache sein, wie alle Zelte abzubrechen und auf Weltreise zu gehen. Etwas Kleines tut es auch. Wie wäre es, wenn Sie endlich den Freund anrufen, den Sie lange nicht mehr gesehen haben? Zeigen Sie sich mit Ihren neuen Erfahrungen, dass Sie es sich wert sind, das Leben zu genießen und voll auszukosten.

5. Schreiben Sie Ihre Erfolge auf

Schreiben Sie täglich Ihre Erfolge auf. Das dauert nur wenige Minuten und hat eine starke und nachhaltige Wirkung auf Ihr Selbstbewusstsein. Beginnen Sie am besten heute noch damit. Schreiben Sie nicht nur auf, was Ihnen gut gelungen ist, sondern allgemein die positiven Erlebnisse des Tages. Ein Erfolg kann zum Beispiel schon sein, dass Sie sich konstruktiv mit der neuen Kollegin oder

Nachbarin unterhalten haben. Da wir vor allem unsere kleinen Erfolge oft nicht wahrnehmen, ist solch ein Tagebuch so wichtig. Es führt uns vor Augen, was wir jeden Tag Schönes erleben und was wir auf dem Weg zum neuen Selbstvertrauen schon erreicht haben. Nur wenn wir unsere Erfolge wahrnehmen und uns diese bewusst machen, stärken sie unser Selbstvertrauen nachhaltig!

Fazit

Selbstbewusst sein heißt: Erkennen Sie Ihren Wert und trauen Sie sich was. Um das Selbstbewusstsein zu stärken, ist es wichtig, dass Sie sich Ihres eigenen Wertes bewusst werden. Gehen Sie in sich und achten Sie auf Ihre Bedürfnisse, vergleichen Sie sich nicht mit anderen. Machen Sie sich Ihre individuellen Stärken am besten durch ein Erfolgstagebuch bewusst und trauen Sie sich öfter, etwas Neues auszuprobieren. Es lohnt sich. Versprochen!

Sport

Wie Bewegung helfen kann, Migräne zu lindern

Migräne ist eine der häufigsten und zugleich am meisten unterschätzten Erkrankungen, die das Leben vieler Menschen einschränken. Doch während Ruhe und eine reduzierte körperliche Aktivität häufig empfohlen werden, gibt es auch eine überraschende und effektive Möglichkeit, Migräne zu bekämpfen: Sport. In diesem Kapitel werfen wir einen Blick darauf, wie Bewegung und körperliche Aktivität eine positive Rolle im Umgang mit Migräne spielen können und welche Sportarten besonders hilfreich sind.

Die Rolle von Sport bei Migräne

Es mag zunächst paradox erscheinen, dass Bewegung gegen Migräne hilft, da viele Betroffene während eines Anfalls jegliche körperliche Aktivität meiden. Doch eine regelmäßige und gezielte körperliche Betätigung kann langfristig tatsächlich dazu beitragen, Migräneanfälle zu reduzieren oder sogar ganz zu verhindern. Sport wirkt auf verschiedene Weisen positiv auf den Körper und kann so Migräneanfällen vorbeugen:

- **Stressabbau:** Einer der häufigsten Auslöser für Migräne ist Stress. Durch regelmäßigen Sport werden Stresshormone wie Cortisol reduziert und Endorphine freigesetzt, die für ein besseres Wohlbefinden sorgen. Bewegung kann somit helfen, Stress abzubauen und Migräneanfällen vorzubeugen.

- **Blutdruckregulation:** Sport hilft, den Blutdruck zu regulieren, was wiederum das Risiko von Migräneanfällen verringern kann. Hoher Blutdruck kann bei vielen Patienten ein Trigger sein.

- **Verbesserte Durchblutung:** Regelmäßige Bewegung fördert die Durchblutung und verbessert die Sauerstoffversorgung des Gehirns. Das kann dazu beitragen, die Häufigkeit und Intensität von Migräne zu reduzieren.

- **Entspannung der Muskulatur:** Spannungen und Verspannungen im Nacken- und Schulterbereich sind häufige Ursachen für Kopfschmerzen und Migräne. Sport, insbesondere gezielte Dehn- und Kräftigungsübungen, kann helfen, diese Verspannungen zu lösen und so Migräneanfälle zu verhindern.

Welche Sportarten helfen bei Migräne?
Nicht jede Sportart ist für Menschen mit Migräne geeignet. Besonders an Tagen, an denen die Migräne sehr intensiv ist oder ein Anfall im Gange ist, sollte auf körperliche Aktivitäten verzichtet werden. Doch es gibt eine Reihe von Sportarten, die langfristig helfen können, Migräneanfällen vorzubeugen, ohne den Körper zu überlasten.

Sanfte Ausdauersportarten
Ausdauersportarten wie Walking, Radfahren und Schwimmen sind besonders gut geeignet für Menschen mit Migräne. Diese Sportarten sind schonend für den Körper, fördern die Durchblutung und helfen, das allgemeine Wohlbefinden zu steigern, ohne den Körper übermäßig zu belasten.

- **Walking:** Ein täglicher Spaziergang an der frischen Luft kann Wunder wirken, um die Durchblutung zu fördern und den Stresspegel zu senken. Achten Sie darauf, in einem gemäßigten Tempo zu gehen, um eine Überanstrengung zu vermeiden.

- **Radfahren:** Ein lockeres Radfahren stärkt das Herz-Kreislauf-System und verbessert die Ausdauer, ohne den Körper stark zu beanspruchen. Besonders das Radfahren an der frischen Luft hat positive Auswirkungen auf die Migräneprävention.

- **Schwimmen:** Schwimmen ist ein besonders gelenkschonender Sport, der die Muskulatur stärkt und gleichzeitig Entspannung bietet. Das Wasser hat eine beruhigende Wirkung, die Migränepatienten helfen kann, Stress abzubauen und sich zu entspannen.

Yoga und Pilates

Yoga und Pilates sind weitere Sportarten, die Migränepatienten zugutekommen können. Beide Disziplinen legen einen starken Fokus auf die Atmung, Körperwahrnehmung und das Lösen von Verspannungen. Durch gezielte Übungen werden nicht nur die Muskeln im Nacken- und Schulterbereich entspannt, sondern auch die geistige Gesundheit gestärkt. Stressabbau und eine verbesserte Körperhaltung sind zwei der größten Vorteile, die Migränepatienten durch Yoga und Pilates erfahren können.

- **Yoga:** Bestimmte Yoga-Übungen wie die »Kindspose« oder der »Herabschauende Hund« helfen, Verspannungen zu lösen, die Nacken- und Schultermuskulatur zu dehnen und den Geist zu beruhigen. Auch Atemtechniken wie die »Wechselatmung« können dazu beitragen, den Körper zu entspannen und die Migränegefahr zu senken.

- **Pilates:** Wie Yoga verbessert Pilates die Flexibilität, stärkt die Körpermitte und hilft, eine aufrechte Haltung einzunehmen. Übungen aus dem Pilates können dazu beitragen, die Muskulatur zu lockern und die Körperhaltung zu korrigieren, was ebenfalls Migräneanfällen vorbeugen kann.

Dehnübungen und Meditation

Neben Sportarten wie Yoga und Pilates sind Dehnübungen und Meditation ebenfalls sehr hilfreich. Dehnübungen, die besonders den Nacken- und Schulterbereich betreffen, können helfen, Spannungen abzubauen und Migräne zu verhindern. Achten Sie darauf, sanft und bewusst zu dehnen, um keine weiteren Muskelverspannungen zu verursachen.

Meditation ist eine weitere effektive Methode, die bei der Migräneprävention hilft. Achtsamkeitstechniken und Meditation können dabei helfen, den Stresspegel zu senken und den Geist zu beruhigen, was besonders bei der Migränebewältigung von Bedeutung ist.

Welche Sportarten sollten Migräniker meiden?

Obwohl Bewegung allgemein eine positive Wirkung auf Migräne hat, gibt es einige Sportarten, die Migränepatienten meiden sollten, insbesondere wenn sie in akuten Phasen leiden. Zu intensive und hochbelastende Sportarten wie Krafttraining, Sprints sowie Kampf- oder Extremsportarten können zu einer Überlastung des Körpers führen und Migräneanfälle auslösen.

- **Intensives Ausdauertraining:** Bei zu intensivem Training kann der Körper überlastet werden, was zu einer Überproduktion von Stresshormonen führen und Migräne begünstigen kann. Hier ist es wichtig, auf die eigene Belastungsgrenze zu achten und sportliche Aktivitäten moderat zu gestalten.

- **Krafttraining:** Sehr intensive Belastungen der Muskulatur können zu Muskelverspannungen führen, die Migräne begünstigen. Auch bei Kraftübungen sollten Sie auf eine ausgewogene Belastung und die richtige Technik achten, um Verspannungen und Schmerzen zu vermeiden.

Wann sollte man mit Sport beginnen?

Es ist wichtig, Sport in die tägliche Routine zu integrieren, ohne sich zu überfordern. Besonders am Anfang sollten Sie mit sanften, gelenkschonenden Aktivitäten wie Spaziergängen, Schwimmen oder leichtem Radfahren beginnen. Wenn die Migräne gut kontrollierbar ist und keine akuten Anfälle auftreten, können Sie die Intensität und Dauer des Trainings langsam steigern.

Bei akuten Migräneanfällen ist es ratsam, mit dem Sport zu pausieren und dem Körper die nötige Ruhe zu gönnen. Sport sollte immer dann vermieden werden, wenn sich Symptome wie starke Kopfschmerzen, Übelkeit oder Lichtempfindlichkeit bemerkbar machen.

Fazit

Sport kann eine wirksame Methode sein, um Migräneanfällen vorzubeugen und die Lebensqualität zu verbessern. Durch regelmäßige Bewegung, sanfte Ausdauersportarten und gezielte Entspannungsübungen wie Yoga und Pilates können Migränepatienten sowohl körperlich als auch geistig gestärkt werden. Wichtig ist, auf den eigenen Körper zu hören und Sportarten zu wählen, die den persönlichen Bedürfnissen und dem aktuellen Gesundheitszustand entsprechen. Bewegung kann eine wertvolle Unterstützung auf dem Weg zu einem schmerzfreieren Leben sein – es kommt nur darauf an, den richtigen Sport für sich zu finden und ihn mit Bedacht in den Alltag zu integrieren.

Stress

Migräne ist eine der häufigsten und schmerzhaftesten neurologischen Erkrankungen, die Millionen von Menschen weltweit betreffen. Es gibt viele Faktoren, die Migräneanfälle auslösen können – einer der stärksten und am häufigsten genannten Auslöser ist Stress. Die Verbindung zwischen Migräne und Stress ist komplex und gut dokumentiert, und dieser Zusammenhang wird häufig als »Teufelskreis« beschrieben, bei dem Stress Migräneanfälle auslöst und umgekehrt Migräne wiederum Stress verstärken kann.

Ich möchte hier genauer auf die Wechselwirkung zwischen Migräne und Stress eingehen und erklären, wie Stress Migräneanfälle beeinflussen kann und welche Maßnahmen helfen können, Stress zu reduzieren und damit Migräneanfällen vorzubeugen.

Wie Stress Migräne auslöst

Stress ist eine körperliche und geistige Reaktion auf Anforderungen und Belastungen, sei es im beruflichen, sozialen oder privaten Leben. Diese Reaktionen beinhalten eine Reihe physiologischer Veränderungen im Körper, darunter eine erhöhte Produktion von Stresshormonen wie Cortisol und Adrenalin. Diese Hormone bereiten den Körper auf eine »Kampf-oder-Flucht«-Reaktion vor, was kurzfristig nützlich sein kann. Doch bei chronischem Stress können diese Veränderungen das Nervensystem und den Körper langfristig belasten.

Stress und seine Auswirkungen auf das Nervensystem

Stress beeinflusst vor allem das zentrale Nervensystem, das für die Steuerung der Migräne verantwortlich ist. Bei Menschen, die zu Migräne neigen, kann Stress die Reizbarkeit des Nervensystems erhöhen und eine Kettenreaktion auslösen, die zu einem Migräneanfall führt. Dies kann durch die Ausschüttung von Neurotransmittern wie Serotonin und Dopamin geschehen, die bei Migräne eine Rolle spielen.

Verspannungen und Muskelkontraktionen

Ein weiterer Aspekt von Stress sind die körperlichen Reaktionen wie Muskelverspannungen, insbesondere im Nacken-, Schulter- und Kopfbereich. Diese Verspannungen können die Migräne verstärken oder sogar selbst eine Migräne auslösen. Chronische muskuläre Verspannungen sind ein häufiges Problem für Migräniker und können durch Stress weiter verschärft werden.

Veränderungen im Schlaf

Stress hat auch einen direkten Einfluss auf den Schlaf. Viele Menschen, die unter hohem Stress leiden, haben Schlafprobleme, die wiederum die Migränesymptomatik verschärfen können. Schlechter Schlaf oder Schlafmangel ist ein bekannter Migräneauslöser, da der Körper nicht genügend Zeit hat, sich zu erholen und das Nervensystem zu beruhigen.

Hormonelle Schwankungen

Stress kann auch hormonelle Veränderungen im Körper verursachen, die Migräneanfälle auslösen können, insbesondere bei Frauen. Der Stresshormonspiegel Cortisol kann den natürlichen Hormonhaushalt beeinflussen und so eine Migräneanfälligkeit erhöhen.

Der Teufelskreis von Migräne und Stress

Ein typisches Problem bei Migränikern ist der sogenannte Teufelskreis: Stress führt zu Migräneanfällen, und Migräne verursacht wiederum Stress. Wenn ein Migräneanfall auftritt, erleben die Betroffenen oft starke Schmerzen, Angst, Erschöpfung und das Gefühl der Hilflosigkeit. Diese Gefühle können den Stress weiter verstärken und neue Migräneanfälle begünstigen.

- **Stress durch Migräne:** Migräneattacken können nicht nur körperlich sehr belastend sein, sondern auch zu sozialem und emotionalem Stress führen. Der Gedanke an die nächste Migräneattacke, die Angst vor erneuten Ausfällen im Berufs- oder Privatleben sowie die ständige Sorge um die Schmerzlinderung können zusätzlichen Stress erzeugen.

- **Migräne als Stressverstärker:** Der Zustand der chronischen Migräne, in dem Anfälle häufiger werden und länger andauern, kann den Stresspegel weiter steigern. Patienten, die regelmäßig Migräne haben, geraten in eine Art Dauerstress, was wiederum die Wahrscheinlichkeit von weiteren Migräneanfällen erhöht.

Stressmanagement zur Migräneprävention

Da Stress einen so entscheidenden Einfluss auf das Auftreten von Migräne hat, ist Stressmanagement eine der wichtigsten Maßnahmen, um Migräneanfällen vorzubeugen oder deren Häufigkeit und Intensität zu verringern. Es gibt zahlreiche Methoden, die helfen können, Stress abzubauen und den Teufelskreis von Migräne und Stress zu durchbrechen:

Entspannungsübungen

Entspannungsübungen wie Progressive Muskelentspannung, Autogenes Training, Meditation und Atemübungen sind äußerst hilfreich, um Stress abzubauen und die Muskeln zu entspannen. Sie fördern die Aktivierung des parasympathischen Nervensystems, das für Entspannung und Regeneration zuständig ist.

- **Meditation und Achtsamkeit:** Achtsamkeitspraktiken wie Meditation helfen dabei, den Geist zu beruhigen und den Fokus von stressigen Gedanken abzulenken. Sie fördern das Bewusstsein für den eigenen Körper und helfen dabei, Spannungen frühzeitig zu erkennen und zu lösen.

- **Tiefenatmung:** Atemübungen wie die Bauchatmung können in akuten Stresssituationen helfen, den Körper schnell zu beruhigen. Durch langsames, tiefes Ein- und Ausatmen werden der Kreislauf beruhigt und die allgemeine Stressreaktion reduziert.

Bewegung und Sport

Regelmäßige Bewegung und sportliche Betätigung sind äußerst effektiv, um Stress abzubauen. Sie fördern die Ausschüttung von Endorphinen, den sogenannten »Glückshormonen«, und verringern die Produktion von Stresshormonen wie Cortisol.

- **Yoga:** Besonders sanfte Yoga-Übungen kombinieren Bewegung mit Atemtechniken und fördern sowohl körperliche als auch geistige Entspannung. Yoga hilft, muskuläre Verspannungen zu lösen, die häufig Migräne verstärken.

- **Spaziergänge und leichte Ausdauerübungen:** Auch einfache Spaziergänge an der frischen Luft können dabei helfen, den Kopf freizubekommen und den Stresspegel zu senken.

Schlafhygiene und Stressabbau

Ein erholsamer Schlaf ist für die Migräneprävention von entscheidender Bedeutung. Ein regelmäßiger Schlafrhythmus und eine gute Schlafumgebung können helfen, Migräneanfälle zu vermeiden, da Schlafmangel ein bekannter Auslöser für Migräne ist.

- **Schlafroutine:** Achten Sie darauf, regelmäßig zur gleichen Zeit ins Bett zu gehen und aufzustehen. Vermeiden Sie Stimulanzien wie Koffein oder Alkohol in den Stunden vor dem Schlafengehen.

- **Schlafumgebung:** Sorgen Sie dafür, dass Ihr Schlafraum ruhig, dunkel und gut belüftet ist. Elektronische Geräte sollten außerhalb des Schlafzimmers bleiben, um den Schlaf nicht zu stören.

Kognitive Verhaltenstherapie (CBT)

Die Kognitive Verhaltenstherapie hat sich als äußerst effektiv im Umgang mit Migräne und Stress erwiesen. Sie hilft dabei, stressauslösende Gedanken und Verhaltensmuster zu identifizieren und zu verändern. In einer Therapie wird gelernt, mit stressigen Situationen besser umzugehen, negative Denkmuster durch positive zu ersetzen und die Kontrolle über die eigenen Reaktionen zu übernehmen.

Zeit für sich selbst

Ein weiterer wichtiger Aspekt im Umgang mit Stress ist, sich regelmäßig Zeit für sich selbst zu nehmen. Das bedeutet, Aktivitäten zu planen, die einem persönlich guttun und entspannend wirken – sei es ein gutes Buch lesen, ein warmes Bad nehmen, ein Hobby ausüben oder einfach eine Auszeit von der Hektik des Alltags zu genießen.

Fazit

Die enge Verbindung zwischen Migräne und Stress ist unbestreitbar. Stress ist ein häufiger Auslöser für Migräneanfälle und kann die Beschwerden bei bereits bestehender Migräne verstärken. Umso wichtiger ist es, Techniken zum Stressabbau in den Alltag zu integrieren, um Migräneanfällen vorzubeugen oder deren Intensität zu mindern. Entspannungsübungen, regelmäßige Bewegung, eine gute Schlafhygiene und die Fähigkeit, mit stressigen Situationen besser umzugehen, sind Schlüsselfaktoren, um den Teufelskreis von Migräne und Stress zu durchbrechen und mehr Lebensqualität zu gewinnen. Die Verbindung zwischen Migräne und Stress zu verstehen und aktiv dagegen anzugehen, kann der erste Schritt in eine schmerzfreie Zukunft sein.

Urlaub

Egal, ob man weit im Voraus geplant hat oder sich spontan für einen Kurztrip entscheidet, wer eine Urlaubsreise antritt, freut sich meist auf entspannte und erholsame Tage. Für mich als Migräniker ist die Freude jedoch manchmal getrübt, denn auf einer Reise warten neben der ersehnten Erholung jede Menge Trigger für Migräneattacken.

Keine Migräne im Urlaub, wie bereite ich mich vor?

Der lang ersehnte Urlaub, für viele die schönste Zeit des Jahres. Für einen Migräniker jedoch nicht unbedingt. Schließlich weiß man nie, wann sich die nächste Migräneattacke anbahnt. Das trübt nicht nur die Vorfreude, sondern kann auch auf Reisen zur Tortur werden. Bitte nicht gleich in Panik verfallen. Ich stelle hier ein paar nützliche Tipps vor, die mir bei der Planung, der Anreise und am Urlaubsziel geholfen haben, eine Migräne im Urlaub bestmöglich abzuwenden.

Migräne im Urlaub vorbeugen durch gute Planung

Viele Betroffene haben ein mulmiges Gefühl im Bauch, wenn der nächste Urlaub ansteht. Statt Vorfreude stehen vor allem Sorgen auf dem Programm. Oftmals plagt einen auch vorab schon das schlechte Gewissen der Familie gegenüber, aus Angst, im Urlaub aufgrund einer Migräneattacke nicht an den Unternehmungen teilnehmen zu können. Fragen, die dann auch im Kopf herumschwirren, sind zum Beispiel: »Was ist, wenn ich die Reise wegen Migräne absagen muss? Macht es überhaupt Sinn, mitzufahren, wenn ich die meiste Zeit im Urlaub wegen meiner Migräne nicht genießen kann? Wie überstehe ich die Anreise, wenn mich Schmerzen, Übelkeit und Sehstörungen unterwegs heimsuchen?«

Um beruhigter zu reisen, lohnt sich eine gute Urlaubsvorbereitung, damit die Migräne im Urlaub möglichst keinen Platz hat. Geben Sie den negativen Gedanken so wenig Raum wie möglich. Kommt es für Sie und Ihre Familie oder Begleitung grundsätzlich infrage, eine Reise auch ohne Sie antreten zu können, damit Sie von dem Druck befreit werden, funktionieren zu müssen? Spielen Sie ähnliche Gedankengänge durch, um auf Eventualitäten vorbereitet zu sein.

Vor der Reise gilt es außerdem, einige Dinge zu klären. Dazu gehört auch, das richtige Reiseziel für sich zu finden, um im Urlaub der Migräne keinen Vorschub zu leisten. Verzichten Sie nach Möglichkeit auf extreme Urlaubsbedingungen, wie zum Beispiel zu heißes oder kaltes Klima oder Langstreckenflüge. Am besten finden Sie mit Ihrer Familie oder Begleitung einen Mittelweg, mit dem alle Beteiligten leben können.

Wichtig ist auch, dass Sie im Vorfeld Ihre Reiseapotheke und die Migränemittel mit Ihrem Arzt, Ihrer Ärztin besprechen. Fragen Sie nach, ob bestimmte Impfungen für das Urlaubsland ratsam sind und empfohlen werden und ob diese Impfungen eventuell auch ein Trigger für Ihre Migräne sein könnten. Prüfen Sie vorab, ob am Reiseziel genügend Rückzugsmöglichkeiten vorhanden sind. Lässt sich das Hotelzimmer zum Beispiel problemlos mit Vorhängen abdunkeln, damit Sie eine Migräneattacke besser überstehen, wenn Sie auf Licht empfindlich reagieren? Ist das Hotel ruhig gelegen, oder tobt nebenan das laute Nachtleben, das Sie beim Einschlafen stört und unnötig stresst? Gehen Sie gedanklich Ihre persönlichen Migräneauslöser durch und versuchen Sie, diese im Vorfeld durch die Wahl der Unterkunft einzuschränken.

Unabhängig davon, wohin die Reise geht, sollten Sie unnötigen Stress vermeiden. Er gilt, wie beschrieben, als häufiger Trigger für eine Migräneattacke, wenn der Stress in einer Entspannungsphase wegfällt. Planen Sie mindestens ein bis zwei Tage Puffer vor dem Urlaub ein, damit Sie nicht direkt von der Arbeit in den Urlaub hetzen. Das gilt auch für die Rückkehr. Kommen Sie am besten ein, zwei Tage vor Arbeitsbeginn zurück, damit genügend Zeit bleibt, um sich wieder auf den Alltag einzustellen.

Urlaub statt Migräne – Tipps für die Anreise und vor Ort

Dennoch gibt es einige wirklich hilfreiche Maßnahmen, sein persönliches Migräne-Risiko zu senken. Haben Sie während der Reise immer genügend zu trinken und etwas Obst oder einen Müsliriegel im Gepäck, damit Sie Ihren Flüssigkeitshaushalt und Ihren Blutzucker unterwegs stabil halten. Wenn Sie mit dem Auto oder dem Wohnmobil unterwegs sind, machen Sie während der Fahrt immer mal wieder kleine Pausen, in denen Sie sich bewegen und entspannen können. Bei Luftdruckveränderungen im Flugzeug kann ein nasses, gekühltes Tuch, das auf die Stirn gelegt wird, entspannend wirken. Entspannungsübungen wie die Progressive Muskelentspannung oder Autogenes Training können ebenfalls vor Stress und Reizen schützen. Diese sind auch einfach und unauffällig zu machen!

Haben Sie für den Akutfall Ihre Migränemedikamente im Handgepäck oder in der Handtasche, damit Sie beim Auftreten von Beschwerden sofort handeln können. Lassen Sie sich bei flüssigen und verschreibungspflichtigen Medikamenten, die Sie im Handgepäck mitnehmen wollen, ein englischsprachiges Attest von Ihrem Arzt, Ihrer Ärztin ausstellen, in dem vermerkt ist, dass Sie die Medikamente dringend benötigen. Sonst landen diese vermutlich beim Check-in in der Tonne!

Verplanen Sie Ihren ersten Urlaubstag nicht komplett. Kommen Sie lieber in Ruhe an und lassen Ihrem Körper Zeit, sich auf die neue Umgebung einzustellen. Für Ausflüge, sportliche Aktivitäten und Sehenswürdigkeiten haben Sie in den kommenden Tagen auch noch Zeit. Behalten Sie am Urlaubsort Ihre Tagesroutine bei. Plötzliche Abweichungen vom üblichen Schlaf-Wach-Rhythmus können eine Migräneattacke im Urlaub auslösen. Stehen Sie wie gewohnt auf und gehen Sie um dieselbe Uhrzeit zu Bett. Wenn Sie länger schlafen wollen, können Sie versuchen, Ihre Schlafgewohnheiten schrittweise zu ändern.

Vermeiden Sie direkte Sonnenstrahlung und starke Lichtreize, die durch reflektierende Oberflächen, zum Beispiel Wasser oder auch Schnee, entstehen können. Suchen Sie sich einen gemütlichen Sitzplatz im Schatten. Das Tragen einer Sonnenbrille ist sehr zu empfehlen und schützt vor zu viel Licht.

Denken Sie bitte immer daran – eine gute Vorbereitung ist die beste Vorbeugung gegen Migräne im Urlaub. Das bedeutet aber auch, nicht alles perfekt machen zu wollen. Seien Sie nicht enttäuscht, wenn Dinge nicht immer ganz so klappen, wie sie ursprünglich geplant waren. Lassen Sie sich dadurch nicht stressen, sondern genießen Sie Ihren Urlaub und nehmen Sie alles so hin, wie es kommt.

Zeitmanagement

Stress zählt als Trigger Nummer eins bei Migräne

Ob zu viel Stress oder der abrupte Wegfall von Stress, beides ruft meistens eine Migräneattacke hervor. Häufig lässt der Stress zum Wochenende hin nach, man nennt es auch »Wochenendmigräne«, und pünktlich zum Samstagmorgen begrüßt Sie die Attacke. Na bravo! Es liegt an dem Wechsel zwischen den Extremen, der eine Migräneattacke begünstigt. Egal, ob Ihr Anspannungslevel, wie zum Beginn eines Urlaubs, stark sinkt oder umgekehrt das Anspannungslevel aufgrund einer Aufgabe mit viel Zeitdruck extrem steigt. Beides kann mit einer Migräneattacke »belohnt« werden. Das Migränehirn ist ein sensibles Organ, das auf derart große Schwankungen schnell und überempfindlich reagiert. Daher ist der gesündeste Weg, ein möglichst ausgeglichenes Stresslevel zu haben. Aber wie? Stress lässt sich ja nun nicht immer vermeiden. Die Idee, Stress einfach gänzlich zu vermeiden, hört sich attraktiv an, oder?

Leider funktioniert es im Alltag selten, Hektik und Stress aus dem Weg zu gehen. Wir leben in einer Welt, in der wir einen Großteil unserer Umgebungsfaktoren nicht kontrollieren können. Daher ist ein gutes Zeitmanagement unumgänglich. Finden Sie einen Umgang mit den Stressoren Ihres Alltags. Nehmen Sie Einfluss auf die Faktoren, die Ihr Stresslevel in die Höhe treiben oder sinken lassen. Planen und strukturieren Sie Ihren Tag oder auch Ihre Woche so, dass Sie für alle offenen Punkte auf der To-do-Liste genügend Zeit haben. Natürlich möchten die meisten immer alles unter einen Hut bekommen, aber dies ist nicht immer möglich. Hören Sie auf sich und Ihren Körper. Auch Ihr Tag hat nur vierundzwanzig Stunden, daher sollten Sie versuchen, zu priorisieren, was für Sie wirklich wichtig ist, und somit gleichzeitig den Stress etwas rausnehmen.

Der Umgang mit Stress ist einer der wichtigsten Einflussfaktoren auf Ihre Migräne. Überlisten Sie also den Trigger »Stress« und profitieren nicht nur von weniger Migräneattacken, sondern auch von deutlich mehr Ausgeglichenheit und Lebensqualität. Mit den folgenden Strategien möchte ich Ihnen meine Tipps nennen, um das Thema Zeitmanagement im Alltag umzusetzen. Probieren Sie es doch einfach mal aus und finden Sie einen entspannten Umgang mit Stress. Zuallererst sollten Sie Ihren Alltag bewusst wahrnehmen, denn die Grundlage jeder Stressbewältigung ist die Fähigkeit zur Selbstbeobachtung und Reflexion. Was genau stresst Sie, und wie wollen Sie Stress regulieren, wenn Sie gar nicht oder erst viel zu spät bemerken, dass Sie gestresst sind?

Das, was sich hier in diesem Buch ganz einfach anhört, kann für einige Betroffene schon eine große Herausforderung sein. Oft sendet uns unser Körper schon, bevor wir den Stress überhaupt bemerken, Signale, kleine Warnzeichen, die wir aber einfach ignorieren oder nicht wahrnehmen. Gerade bei chronischem Stress tendieren wir dazu, bestimmte Stresssignale oder Faktoren auszublenden. Ignorieren ist eine bewährte Strategie im Umgang mit Überlastung. Eine Ursache dieser Strategie ist leider die reduzierte Wahrnehmung von Stress. Sie bemerken gar nicht mehr, dass Sie gestresst sind. Je früher Sie aber einen Anstieg im Stresslevel wahrnehmen, desto eher können Sie gegensteuern. Warnzeichen für intensiven Stress kennen die meisten. Aber kennen Sie auch wirklich die kleinen Hinweise und Warnzeichen, die schon viel früher auf Stresssymptome hinweisen? Die Symptome gliedern sich wie folgt:

1. **Gedankliche Stresssymptome:** Grübeln, häufige Fehler, Aufmerksamkeitsprobleme.

2. **Körperliche Stresssymptome:** Kalte Hände oder Füße, Einschlafprobleme, Appetitlosigkeit, Engegefühl in der Brust.

3. **Stresssymptome im Verhalten:** Schnelles Sprechen, unregelmäßiges Essen, weniger Bewegung.

4. **Emotionale Stresssymptome:** Gereiztheit, Lustlosigkeit, innere Unruhe, Unzufriedenheit.

All diese genannten Symptome deuten darauf hin, dass Ihr Stresslevel sehr wahrscheinlich zu hoch ist. Um diese frühen Stresssignale also wahrzunehmen, sind einfache Übungen zur Selbstbeobachtung hilfreich. Machen Sie es sich zur Gewohnheit, in Ihren Körper hineinzuhorchen. Das hat den positiven Nebeneffekt, dass Sie Ihren Bedürfnissen mehr Raum geben. Und das ist ganz wichtig. Ich empfehle hier eine wirklich gute Übung, die ich übrigens jeden Tag durchführe.

Der Body Scan
Beim Body Scan werden Sie angeleitet, den Fokus auf Ihre Körperwahrnehmung zu lenken. Atmung, Herzschlag oder auch Müdigkeit – Sie spüren wieder besser, wie es Ihnen geht und was Sie gerade brauchen. Da insbesondere Veränderungen in Ihrem Stresslevel eine Migräneattacke begünstigen, sollten Sie wirklich versuchen, Ihr Stresslevel möglichst auf einem Niveau zu halten. Ein sehr hohes Stresslevel ist auf Dauer sehr ungesund, daher wäre eine Anspannung im mittleren Bereich zu empfehlen. Um dies im Blick zu behalten, schreibe ich mir immer mal wieder auf, welche To-dos ich habe. So kann ich bei deutlich höherer Anspannung schnell reagieren.

Oft habe ich darüber nachgedacht, welche Fähigkeiten, weiteren Hilfsmittel und Strategien es noch gibt, die sofort wirksam und in fast jeder Situation anzuwenden sind, um den Stress zu bewältigen und somit das Stresslevel schnell zu senken. Wie Sie diese Strategien im Alltag umsetzen können, habe ich hier kurz beschrieben.

Akutstrategien – Situation verlassen! Am einfachsten ist es, die Situation komplett zu verlassen. Gehen Sie aus dem Raum, atmen Sie tief durch und kehren Sie erst wieder zurück, wenn Ihr Stresslevel gesunken ist.

Reizabschirmung – Versuchen Sie, sich von Reizen abzuschirmen. Reduzieren Sie Geräusche und andere Sinneseindrücke, um Ihr Gehirn vor Überlastung zu schützen.

Licht, Luft und Wasser – Tageslicht, frische Luft, Bewegung oder ein Glas Wasser signalisieren dem Körper, es ist alles okay! Dadurch kann er runterfahren, und der Stress lässt nach. Das kann so einfach sein, wie ein Fenster öffnen und tief durchatmen.

Entspannungsverfahren – Die regelmäßige Durchführung von Entspannungsverfahren senkt Ihr Stresslevel und beugt einem schnellen Anstieg Ihres Anspannungsniveaus spürbar vor. Die Auswahl ist groß: Progressive Muskelentspannung (PMR), Autogenes Training, Atemübungen, Meditation, Yoga et cetera.

Bewegung – Stressabbau können Sie wunderbar und ganz einfach mit regelmäßiger Bewegung betreiben. Das kann ein Spaziergang, eine Runde auf dem Fahrrad oder ein Fitnesskurs sein.

Um aber nicht immer nur im Notfall zu handeln, sollten Sie einen Weg finden, um ein gutes Zeitmanagement zu haben und dadurch den Stress zu senken. Hierbei helfen langfristige Strategien, wie zum Beispiel:

Gewohnheiten für sich selbst etablieren – Hier steht vor allem die Regelmäßigkeit im Fokus. Für Betroffene kann ein strikt geplanter Tagesablauf bei der Strukturierung der Aufgaben helfen, um Gewohnheiten zu etablieren, sich Selbstfürsorge anzueignen und sich regelmäßig Zeit für sich zu nehmen. Am besten planen Sie sich einen festen Zeitraum ein, in dem Sie sich ausschließlich an Ihren Wünschen und Bedürfnissen orientieren. Achten Sie bitte auch darauf, dass Sie sich nicht zu viel zumuten. Am besten planen Sie zwischendurch kleine Pausen ein, zum Beispiel: Ein kurzer Spaziergang an der Luft oder eine Tasse Tee können Körper und Geist wieder zur Ruhe bringen.

Ausgeglichener Lebensstil – Je ausgeglichener und stressfreier Ihr Alltag ist, desto ausgeglichener wird Ihr Stresslevel sein. Achten Sie vor allem auch auf regelmäßige Schlaf- und Mahlzeiten.

Stress vorbeugen – Viele Stressoren sind absehbar und brechen nicht völlig unerwartet über uns herein. Überlegen Sie sich zu

Beginn der Woche gut, wie viel Stresspotenzial in dieser steckt. Wägen Sie ab!

Gibt es Abgabetermine, Elternabende, Prüfungen oder andere Verpflichtungen, die dafür sorgen könnten, dass Ihr Stresslevel steigt? Dann werden Sie aktiv und bereiten sich bestmöglich darauf vor.

Zeitplan – Haben Sie die Möglichkeit, Termine zu entzerren oder etwas zu verschieben? Planen Sie genügend Pausen ein. Verschaffen Sie sich Freiräume, indem Sie Zeiten in Ihrem Kalender blocken, in denen Sie anderen nicht zur Verfügung stehen. Ihre dazugewonnenen Freiräume können Sie gut für eine Entspannungsphase nutzen. Das kann zum Beispiel eine kurze Atemmeditation am Morgen vor einem stressigen Tag sein oder eine kleine Atemübung nach überstandener Präsentation. Beziehen Sie ruhig Ihr Umfeld mit ein.

Suchen Sie sich Unterstützung im Alltag – Gerade für Eltern ist es nicht einfach, Migräne und Kinder gleichzeitig zu bewältigen. Im Notfall, wenn es gar nicht mehr geht, ist es wichtig, wenn Sie sich auf Personen in Ihrem Umfeld, zum Beispiel die Großeltern oder gute Freunde, verlassen können.

Bereiten Sie sich gut auf Entspannung vor – Nicht nur bevorstehender Stress, auch eine bevorstehende Entspannungsphase kann eine Herausforderung für das Migränehirn sein. Nicht umsonst erleben die meisten Betroffenen eine Migräneattacke am Wochenende oder zu Beginn eines Urlaubs. Es muss nicht alles parallel zu Ihrer Arbeit geschehen.

Versuchen Sie es einfach mal!

Abschließend möchte ich Sie noch auf eine Sache hinweisen. Bei Migräne durch Stress können ebenso seelische Ursachen wie Angstgefühle zugrunde liegen. Zur Vorbeugung von Migräne bietet sich daher auch eine Psychotherapie an. Ich spreche hier aus Erfahrung!

Teil 3

Wissenswertes

MigräneLiga e. V. Deutschland

Die MigräneLiga e. V. Deutschland informiert Betroffene und ihre Angehörigen seit mehr als dreißig Jahren über Migräne und Kopfschmerzen und zeigt auf, was man gegen die Schmerzattacken tun kann. Mit ihrer Unterstützung wurden rund einhundert Selbsthilfegruppen in Deutschland, Österreich und Luxemburg ins Leben gerufen. Ausschlaggebend für die Gründung war die große Zahl der Betroffenen mit über acht bis zehn Millionen Menschen in Deutschland, die Ratlosigkeit vieler Migräniker, die sich mit ihrem Leiden alleingelassen fühlen, und die Tatsache, dass Migräne eine Volkskrankheit ist und als Schwerbehinderung anerkannt wird.

Der gemeinnützige Verein arbeitet mit Medizinern, Kliniken und Heilpraktikern sowie Krankenkassen zusammen. Zu seinen Erfolgen zählt die Anerkennung der Migräne als neurologische Erkrankung. Mitglieder erhalten viermal pro Jahr kostenlos die Fachzeitschrift »migräne magazin«. Aktuelle Themen, Aktionen und weitere interessante Informationen über Migräne sind auf der Homepage der MigräneLiga e. V. verfügbar.

Weltgesundheitsorganisation (WHO)

Die Weltgesundheitsorganisation zählt Migräne zu den am stärksten und behindernden neurologischen Erkrankungen des Menschen. Die Kopfschmerzen bei einer Migräneattacke sind in der

Regel so stark, dass ans Arbeiten oder auch nur an Freizeitbeschäftigungen nicht mehr zu denken ist. Meistens ist den Betroffenen auch übel, und sie reagieren empfindlich auf Licht, Lärm und Gerüche. Es bleibt einem gar nichts anderes übrig, als sich hinzulegen, am besten in einem abgedunkelten Raum und auszuharren, bis die Beschwerden nachlassen. Dabei sind Betroffene nicht weniger leistungsfähig als andere Menschen.

Im Gegenteil: Menschen, die unter Migräne leiden, verfügen über eine besondere Kreativität und Leistungsfähigkeit des Gehirns. Viele bedeutende Persönlichkeiten waren oder sind davon betroffen, zum Beispiel: Pablo Picasso, Richard Wagner, Albert Einstein, Marie Curie, Alfred Nobel, Serena Williams, Ben Affleck, Hugh Jackman, Katja Flint, Janet Jackson, Kanye West, Bushido et cetera.

Als Migräniker sind wir also in bester Gesellschaft! Weltweit leiden zehn bis fünfzehn Prozent der Erwachsenen an Migräne. Etwa sechs bis acht Prozent aller Männer und zwölf bis vierzehn Prozent aller Frauen sind betroffen. Allein in Deutschland sind etwa zwanzig Prozent der Frauen und rund acht Prozent der Männer betroffen. Am häufigsten ist die Migräne in der Gruppe der Fünfunddreißigjährigen bis Fünfundvierzigjährigen. Danach gehen bei beiden Geschlechtern Schwere und Häufigkeit der Attacken meistens zurück.

Eine Migräne beginnt zwar meistens im zweiten oder dritten Lebensjahrzehnt, doch Untersuchungen belegen, dass auch etwa vier bis fünf Prozent aller Kinder unter den Attacken leiden. Bis zur Pubertät ist die Migräne bei Jungen und Mädchen gleich häufig. Die Hälfte der Betroffenen hat pro Monat eine Attacke, jeder zehnte Betroffene sogar vier und mehr Attacken. Etwa die Hälfte der Migräniker und mehr als ein Drittel der betroffenen Männer können an sechs Tagen pro Jahr nicht zur Arbeit gehen, wie eine amerikanische Studie belegt. Schätzungen zufolge gehen durch Migräne in der berufstätigen Bevölkerung pro tausend Menschen etwa zweihundertsiebzig Arbeitstage pro Jahr verloren. Fast alle Patienten klagen darüber, dass die Attacken ihr tägliches Leben beeinträchtigen. Dreißig Prozent berichten, dass sie ihre Familienverpflichtungen vernachlässigen und dass es häusliche Probleme gibt. Etwa die Hälfte der Betroffenen, neunundvierzig Prozent der Frauen und dreiundsechzig Prozent der Männer, befinden sich in Deutschland trotz ihrer Beschwerden nicht in ärztlicher Betreuung.

Deutsche Gesellschaft für Neurologie e. V. (DGN)

Die Deutsche Gesellschaft für Neurologie e. V. (DGN) ist eine neurologische Fachgesellschaft mit dem Ziel, die neurologische Krankenversorgung in Deutschland zu verbessern. Sie unterstützt Wissenschaft, Forschung sowie Lehre, Fort- und Weiterbildung in der Neurologie und beteiligt sich aktiv an gesundheitspolitischen Diskussionen. Die Geschäftsstelle der DGN befindet sich in Berlin. Als Mitglieds- und Dachgesellschaft vereint sie verschiedene Schwerpunktgesellschaften, die sich speziellen neurologischen Erkrankungen und Themen widmen.

Gegründet im Jahr 1907, zählt die DGN heute 13.000 Mitglieder. Ein zentraler Bestandteil ihrer Arbeit sind die Leitlinien, die von rund 900 ehrenamtlichen Autorinnen und Autoren regelmäßig aktualisiert werden. Diese Leitlinien stehen den Behandelnden schnellstmöglich zur Verfügung, um eine verbesserte Patientenversorgung zu gewährleisten. Weitere interessante Informationen sind auf der Homepage der DGN verfügbar.

Informationen der DMKG
Deutsche Migräne- und Kopfschmerzgesellschaft e.V.

In der Deutschen Migräne- und Kopfschmerzgesellschaft haben sich rund fünfhundert Wissenschaftler und Ärzte verschiedener Fachdisziplinen, Apotheker und Psychologen zusammengeschlossen. Diese Kopfschmerz-Experten engagieren sich in der internationalen Kopfschmerzforschung und wollen dazu beitragen, dass neue wissenschaftliche Erkenntnisse auf diesem Gebiet so schnell wie möglich in die tägliche ärztliche Praxis umgesetzt werden. Denn das oberste Ziel der DMKG ist es, die Behandlung der Millionen Kopfschmerzpatienten in Deutschland zu verbessern.

Darum engagiert sich die DMKG etwa in der medizinischen Aus-, Fort- und Weiterbildung, arbeitet mit vielen anderen nationalen und internationalen Kopfschmerz-Organisationen zusammen, etwa der Internationalen Kopfschmerzgesellschaft, veranstaltet Kongresse und Fortbildungsveranstaltungen für medizinische Fachberufe und veröffentlicht Therapieempfehlungen zu verschiedenen Kopfschmerzformen. Wenn neue und aktuelle wissenschaftliche Erkenntnisse dies erforderlich machen, werden die neuen Therapieempfehlungen jeweils aktualisiert.

Die Therapieempfehlungen und neue wissenschaftliche Erkenntnisse sind auch die Grundlage von aktuellen Informationen für betroffene Patientinnen und Patienten, die ebenfalls regelmäßig von der DMKG veröffentlicht werden. Aktuelle Pressemitteilungen und weitere interessante Informationen über Migräne sind auf der Homepage der DMKG verfügbar.

Nützliches für den Alltag

Tipps für unterwegs

Für Migräniker gilt: Haben Sie Ihre Medikamente immer bei sich. Ich selbst trage immer eine Tablette bei mir, weitere im Auto, in Reise- und Kulturtasche et cetera. Es gibt einfach mehr Sicherheit und löst keine Panik aus, sollte sich wieder eine Migräneattacke ankündigen. Sie sind bestens darauf vorbereitet. Suchen Sie sich nach der Einnahme ein ruhiges, abgedunkeltes Plätzchen. Wenn möglich, sind Sie für eine gewisse Zeit mal nicht erreichbar. Auch wenn es Ihnen schwerfällt, heißt es jetzt für Sie – PAUSE! Nehmen Sie bei der Einnahme des Medikaments ausreichend Wasser zu sich. Aber nicht nur bei der Einnahme, sondern grundsätzlich gilt: Trinken Sie regelmäßig und mindestens zwei Liter pro Tag.

Um sich einen besseren Überblick über Ihre Migräneattacken und Begleitsymptome zu verschaffen, empfehle ich Ihnen: Führen Sie einen Migräne-Kalender. Ich selber bevorzuge und nutze seit einigen Jahren die Migräne-App. Diese wird kostenfrei im Internet angeboten. Der Migräne-Kalender, ob virtuell oder auf Papier, erleichtert Ihre Dokumentation und ist eine gute Unterstützung für den Arzt, der so die Diagnose einer Migräne leichter stellen kann. In einem Migräne-Kalender wird beispielsweise vermerkt, wie oft die Attacken auftreten, wie schwer sie sind und welche anderen Symptome, zum Beispiel Übelkeit, Erbrechen, Schwindel et cetera, aufgetreten sind. Ebenso können dort auch die eingenommenen Medikamente und besondere Begleitumstände festgehalten werden. Diese können Hinweise auf persönliche Triggerfaktoren eines Patienten geben. Ein solcher Kalender ist auch wichtig, um zu prüfen, ob eine Behandlung oder Prophylaxe wirksam ist. Bleiben Sie bitte immer mit Ihrem Arzt, Ihrer Ärztin im engen Austausch und Kontakt.

Die zehn goldenen Regeln

1. Behalten Sie Ihren Schlaf-Wach-Rhythmus im Blick
Dies gilt vor allem am Wochenende und auch im Urlaub. Denn Änderungen können häufig eine Migräneattacke auslösen.

2. Meiden Sie Ihre persönlichen Migräne-Trigger
Vermutlich wissen Sie selbst am besten, wodurch Ihre Migräneattacken ausgelöst werden. Meiden Sie deshalb Störfaktoren wie zu viel Käse, Schokolade, Alkohol, Nikotin. Das ist nicht nur gut für Ihren Kopf, sondern auch insgesamt besser für Ihre Gesundheit.

3. Meiden Sie Sauna- und Dampfbäder
Die starken Temperaturschwankungen können eine Migräneattacke auslösen. Bringen Sie Ihren Kreislauf anderweitig in Bewegung, siehe Punkt 4.

4. Treiben Sie regelmäßig Sport
Joggen Sie oder gehen Sie spazieren, fahren Sie Fahrrad oder schwimmen Sie. Das hilft beim Entspannen und beugt einer Migräneattacke vor.

5. Hetzen Sie nicht in den Urlaub
Warum soll man sofort am Abend des letzten Arbeitstages mit vielen anderen auf der Autobahn gleichzeitig gen Süden rasen? Gönnen Sie sich einen kleinen »Vorurlaub«, in dem Sie in aller

Ruhe Ihre Koffer packen und alle notwendigen Vorbereitungen treffen. Ihr Kopf wird es Ihnen danken.

6. Planen Sie Ihren Tagesablauf
Unverhofft kommt zwar oft, aber vor allem bei denen, die sich selbst zu viel vorgenommen haben. Planen Sie nur die Dinge ein, die Sie wirklich an einem Tag schaffen können – und das geht nur mit etwas Vorbereitung.

7. Lernen Sie »Nein« zu sagen
Lassen Sie sich nicht zu Dingen drängen, die Sie nicht tun wollen. Das bringt Sie nur unnötig in Stress.

8. Seien Sie kein Prinzipienreiter
Prinzipien mögen zwar hin und wieder sinnvoll sein oder Ihnen helfen, aber Sie sollten öfter einmal Fünfe gerade sein lassen.

9. Bitte keinen »48-Stunden-Tag«
Überfordern Sie sich nicht. Lassen Sie Dinge einfach liegen, wenn sie Ihnen zu viel werden. Nicht: »Was du heute kannst besorgen …«, sondern: »Morgen ist auch noch ein Tag!«

10. Bitte einfach mehr genießen …
Dazu bedarf es keiner Erklärung, denn Sie leben nur einmal!

Natürliche Heil- und Hausmittel

Zwiebel aufs Ohr oder Wadenwickel, das waren Omas Hausmittel, die schon immer und auch noch heute Wunder bewirken. Auch bei Migräne muss es nicht immer gleich der Griff zu Medikamenten sein. Manchmal, vor allem bei leichten bis mittelschweren Attacken sowie in der frühen Phase, in der sogenannten Prodromalphase, kann eine Behandlung ohne Medikamente helfen, die Schmerzen und ihre Begleiterscheinungen zu lindern oder sogar ganz verschwinden zu lassen. Selbstverständlich ist es individuell sehr unterschiedlich, was einem hilft und was nicht.

Jeder Schmerz, jeder Mensch und sogar jede Migräneattacke ist anders, und deshalb sind auch die jeweils passenden Behandlungsmethoden sehr unterschiedlich. Wenn also bei einigen Betroffenen oder bei einigen Migräneattacken bereits Ingwer oder Kälte helfen, um akute Kopfschmerzen abzumildern oder sogar zu beenden, dann ist das doch einen Versuch wert und definitiv kein Grund, deren Migräne infrage zu stellen. Das schreibe ich hier, weil es leider oft passiert und es mich persönlich immer sehr trifft, wenn Betroffene dann vorschnell als nicht wirklich »Migräniker« verurteilt werden, nur weil sie nicht sofort zu Medikamenten greifen.

Im Folgenden habe ich eine Auflistung mit Maßnahmen und natürlichen Heilmitteln zusammengestellt, die mir und anderen Betroffenen bereits im Akutfall geholfen haben. All diese Mittel können natürlich auch zusätzlich zu Schmerzmedikamenten angewendet werden.

Heil- und Hausmittel für die natürliche Behandlung einer akuten Migräneattacke

Ablenkung

Bis zu einem gewissen Schmerzlevel kann Ablenkung sehr hilfreich sein. Nachweislich sinkt dadurch die Aktivierung in den schmerzassoziierten Gehirnarealen, wodurch man tatsächlich weniger Schmerzen wahrnimmt. Mögliche Ablenkungen sind leise Musik oder Podcast hören, Schlafen, ruhige und entspannte Gespräche, andere Hobbys ausführen, wie Malen, Schreiben, Basteln oder auch einige der weiter unten erwähnten Imaginationsübungen. Von Fernsehen, lauter Musik oder Ausdauersport würde ich Ihnen allerdings abraten.

Akupunktur

Als ich eine gewisse Zeit Akupunktur-Behandlungen erhalten habe, gab es auch Termine, bei denen ich mit bereits beginnender Migräne zu meiner Neurologin gegangen bin. Fast immer hat sie es geschafft, mit dem Setzen der Nadeln die Migräneattacken abzuwenden oder abzumildern. Daher weiß ich, dass eine gute Akupunktur auch während einer akuten Attacke helfen kann. Aber das ist natürlich in der Praxis schwer umzusetzen, außer man kennt jemanden im Freundeskreis oder in der Nachbarschaft, der »allzeit bereit« ist.

Badewanne oder Dusche

Nach einem Bad oder einer Dusche fühlt man sich häufig wie ein neuer Mensch. Egal, ob warm oder kalt, ein Versuch ist es auf jeden Fall wert. Auch wenn es für mich unvorstellbar ist, da ich mich während einer Migräneattacke am liebsten einfach nur hinlegen würde, aber einigen Leuten scheint tatsächlich eine Dusche oder ein entspanntes Bad bei einer Attacke zu helfen.

Bewegung

Besonders bei leichten bis mittelschweren Migräneattacken kann Bewegung helfen. Mir zum Beispiel kann es in der Anfangsphase sogar helfen, eine Attacke abzuwenden oder die Schmerzen zu lindern. Mit Bewegung meine ich aber in diesem Fall nur einen leichten Spaziergang. Höchstleistungssport oder alles, was anstrengt und den Blutdruck hochtreibt, würde meine Migräne so richtig auf Touren bringen.

CBD-Öl

Viele Betroffene schwören auf CBD-Öl als Migräne-Prophylaxe und schildern, dass die Schmerztage pro Monat sowie die Schmerzintensität während einer Attacke extrem gesunken sind. Leider hilft es nicht bei jedem, aber Ausprobieren lohnt sich immer. Einige Betroffene nehmen das Öl nur bei einer akuten Migräneattacke. Wenn sich also eine Attacke anbahnt, kann man sie auch häufig mit einigen zusätzlichen Tropfen Öl abmildern oder sogar gänzlich abwenden. Laut den CBD-Herstellern sollte man das Öl täglich leicht dosiert nutzen. Aber keine Angst, das Gute an CBD-Öl ist, dass man nicht in eine Abhängigkeit geraten kann.

Entspannung

Wenn wir Schmerzen haben, ist es völlig normal, dass wir wollen, dass sie aufhören und wir uns deshalb dagegen wehren und verspannen. Genau diese Einstellung kann allerdings nachweislich zu einer Verstärkung der Schmerzen führen. Dem können wir mit positivem Denken, Akzeptanz und eben auch mit Entspannungs- und Atemübungen entgegenwirken. Von vielen Betroffenen regelmäßig als Prophylaxe angewendet, können Entspannungsübungen nachweislich auch bei einer Migräneattacke hilfreich sein, die Schmerzen zu lindern.

Progressive Muskelrelaxation nach Jacobson sollte bei einer akuten Attacke vermieden werden, da durch das wiederholte Anspannen der Muskeln der Druck im Kopf erhöht wird und die Migräne sich verstärken kann.

Imaginationsübungen

Imaginationsübungen arbeiten mit der Vorstellungskraft des Menschen und nutzen dabei Bilder und Geschichten, um die Aufmerksamkeit vom Schmerz wegzulenken oder das Schmerzempfinden zu verändern. Mir verschafft zum Beispiel die Imaginationsübung »Der Turm« oft Linderung. Man mauert seinen Schmerz ein, baut gedanklich einen Turm drumherum und lässt ihn dann immer kleiner werden. Richtige Imaginations-Profis können ihre Schmerzen angeblich sogar mittels ihrer Vorstellung verschwinden lassen.

Ingwer

Hochdosiertes Ingwerkonzentrat, Ingwer pur oder kandierter Ingwer können der Übelkeit entgegenwirken. Darüber hinaus gibt es einige Berichte von Migränikern, die mit hochdosiertem Ingwer ihre Migräne erfolgreich behandelt haben. Bei mir wirkt es leider nicht, aber ich probiere es immer mal wieder aus, da der Körper ja im ständigen Wandel ist. Ingwer ist natürlich sehr gesund und wirkt unter anderem entzündungshemmend.

Koffein

Koffein kann bei Migräne helfen, aber dies ist nur die eine Seite der Medaille. Während einer akuten Attacke kann es diese zwar stoppen und auch die Effektivität von Medikamenten erhöhen, aber leider auch das Risiko des Wiederkehrkopfschmerzes oder eines MÜKs. Daher ist Kaffee in Maßen und mit Vorsicht zu genießen.

Kohlenhydrate

Viele Betroffene berichten, dass Kohlenhydrate als schneller Energielieferant fürs Gehirn helfen können, eine Migräneattacke abzumildern oder sogar abzuwenden. Das ist auch bei mir manchmal so. Eine Zeit lang habe ich bei einer Attacke immer kalte Cola getrunken. Zucker, Kohlensäure, Koffein und Kälte in einem – war und ist einfach ein Traum und kann wirklich Wunder bewirken. Da ich aber seit einiger Zeit versuche, große Blutzuckerschwankungen zu vermeiden, weil genau das bei mir erfahrungsgemäß Migräne auslöst, gibt es für mich keine Cola mehr. Als Alternative sowie gesunde Energielieferanten gibt es beispielsweise frisches Obst oder Nüsse.

Kühlung und Kälte

Für mich immer noch eines der besten Dinge bei einer akuten Migräneattacke ist Kälte. Zuhause ziehe ich eine formbare Variante von Kühlkompressen vor, da bei mir meistens der Schmerz im Gesicht oder ums Auge herum sitzt. Darüber hinaus empfiehlt es sich natürlich immer, eine zweite Kühlkompresse im Kühlschrank zu haben, denn wenn das eine Element warm geworden ist, ist es Gold wert, mit einem zweiten gleich weiterkühlen zu können.

Im Gegensatz zur Empfehlung auf den Beipackzetteln sollten Sie eine Kühlkompresse lieber nur in den Kühlschrank legen und nicht gleich ins Tiefkühlfach. Die sanftere Kälte ist hautfreundlicher und lindert den Migräneschmerz meist nachhaltiger.

Pfefferminzöl und andere ätherische Öle

Vielen Betroffenen helfen Öle aus Lavendel, Pfefferminz, Eukalyptus oder auch Zitrone. Diese Öle können in die Schläfen, die Stirn, den Nacken oder die Füße einmassiert werden. Man kann die Öle auch in das Badewasser oder Fußbad geben. Bei Geruchsempfindlichkeit muss nach einem anderen geeigneten Öl gesucht oder darauf verzichtet werden.

Magnesium

Magnesium ist nicht nur eine gute Migräne-Prophylaxe, sondern scheint auch einigen Betroffenen bei einer akuten Attacke zu helfen. Die frühzeitige Einnahme eines schnell verfügbaren Magnesiums wie Magnesiumcitrat kann eine Attacke abmildern oder sogar abwenden.

Physiotherapeutische Übungen und Selbstmassage

Dehnungs-, Lockerungsübungen sowie Akupressur und Triggerpunkttherapien – hierbei werden schmerzhafte, verhärtete und sensible Bereiche des Muskels per Druckaufbau durch Finger oder zum Beispiel eine Triggerrolle behandelt. Vor allem werden diese bei muskulären Verspannungen im Nackenbereich angewendet. Diese Maßnahmen helfen besonders bei leichter bis mittelschwerer Migräne. Denn Migräne kann zu Verspannungen führen – und Verspannungen wiederum zu Migräne. Daher sind diese Maßnahmen auch prophylaktisch sinnvoll.

Tipp: Den Punkt zwischen dem Daumen und dem Zeigefinger sanft massieren – dort, wo es wehtut, ist der Akupressurpunkt gegen Kopfschmerzen. Auch das sanfte Massieren der Schläfen kann helfen, den Schmerz zu reduzieren.

Positiv denken und Ruhe bewahren

Da ich zu Beginn einer erneuten Migräneattacke stimmungsmäßig häufig in ein tiefes Loch falle, fällt es mir oft schwer, ruhig und positiv zu bleiben und nicht zu verzweifeln. Eins ist jedoch wissenschaftlich bewiesen, und ich kann es aus eigener Erfahrung bestätigen: Negatives Denken, Angst, Verzweiflung, Stress und das sogenannte Katastrophisieren à la »Oh nein, schon wieder drei Tage durch die Hölle!«, »Ich kann doch nicht schon wieder Medikamente nehmen!« oder »Hört das denn nie auf?« verschlimmern die Schmerzen. Ein alternatives Denk-Szenario wäre zum Beispiel

»Ach ja, wieder eine Attacke, die bekomme ich schon in den Griff, und irgendwann ist auch die wieder vorbei.« Da ich den Unterschied dieser beiden Szenarien als sehr gravierend betrachte, trainiere ich auch an schmerzfreien Tagen, positiv zu denken, indem ich täglich mehrere Dinge aufschreibe, für die ich dankbar bin.

Rückzug und Ruhe

Eine generelle Behandlungsmaßnahme aller Migräneattacken kann der Rückzug in ein ruhiges, dunkles Zimmer sein, Reizabschirmung und der Versuch, sich zu entspannen. Dabei können gute, abdunkelnde Jalousien, Ohrstöpsel sowie eine Schlafbrille helfen. Es gibt mittlerweile sogar spezielle Schlafbrillen für Betroffene, die Kühlkompressen enthalten, sprich: Sie kühlen und dunkeln gleichzeitig ab.

Schlaf

Wer es schafft, sollte versuchen, zu schlafen, denn dies ist Ablenkung und Entspannung zugleich. Erstens spürt man bestenfalls im Schlaf den Schmerz nicht mehr, und zweitens entspannt Schlafen ungemein. Viele Betroffene berichten von einer Schmerzreduktion nach einer längeren Schlafphase.

Trinken

Flüssigkeitsmangel, oder auch Dehydrierung genannt, ist ein bekannter Migräne- und Kopfschmerztrigger. Daher sollte man bei den ersten Anzeichen einer Attacke sofort zur Flasche Wasser greifen. Am besten helfen kalte Getränke und Sprudelwasser. Einige Betroffene finden zusätzliche Elektrolyte und Salze hilfreich. Sportgetränke enthalten beispielsweise beides, können aber auch weitere entzündungsstimulierende oder wasserentziehende Substanzen wie Zucker enthalten. Daher sind sie mit Vorsicht zu genießen.

Wärmeanwendungen

Besonders bei Migräne können ein warmes Bad, ein Kirschkernkissen oder eine Wärmflasche im Nacken helfen, sich zu entspannen und Verspannungen zu lösen.

Eine weitere gute Maßnahme ist eine Wärmflasche an den Füßen oder ein warmes Fußbad und ein kühlendes Element in den Nacken oder auf den Kopf. So wird das Blut und somit die Wärme aus dem Kopf in die Füße abgeleitet.

Erstellung eines Notfall-Plans

Da ich während einer Migräneattacke nicht sehr gut denken kann und mich häufig, insbesondere in Bezug auf die Behandlungsentscheidung, wie gelähmt fühle, habe ich mir eine Notfall-Liste erarbeitet und mir aufgeschrieben, was mir im akuten Anfall in welcher Reihenfolge guttut. Ich kann das nur empfehlen, denn dann braucht man einfach nur seinem eigenen Leitfaden zu folgen. Mir erleichtert es das Vorgehen während einer Attacke sehr. Darüber hinaus können Sie natürlich auch Personen über diese Maßnahmen aufklären und einbinden, die vielleicht häufiger mal an Ihrer Seite sind, wenn Sie eine Attacke haben. Eine Migräneattacke ist schlimm genug – machen Sie es sich daher so einfach und komfortabel wie möglich.

Fazit

Es gibt unglaublich viele und gute alternative Heil- und Hausmittel, die man allein oder auch zusätzlich zu Medikamenten bei einer akuten Migräneattacke einsetzen kann. Jeder darf allerdings für sich selbst ausprobieren, was am besten wirkt oder nicht. Ein Vorteil dieser natürlichen Maßnahmen ist, dass sie kaum oder gar keine Nebenwirkungen aufweisen und dass sie, wenn sie wirken, dem

Medikamenten-Übergebrauchs-Kopfschmerz vorbeugen können, weil man im Idealfall weniger Tabletten zu sich nimmt. Und das ist doch schon eine Menge wert.

Atemübungen

Die Atemübungen, speziell die tiefe Bauchatmung, können eine sehr effektive Methode zur Linderung von Migräne und Stress sein. Sie helfen dabei, den Körper zu entspannen, die Durchblutung zu verbessern und die Muskulatur zu lockern, was wiederum Migränesymptome lindern kann. Hier ist eine ausführliche Anleitung, wie Sie die Technik der tiefen Bauchatmung korrekt ausführen:

1. Positionierung des Körpers

- **Sitzend oder liegend**: Sie können entweder auf einem Stuhl sitzen oder sich hinlegen. Wichtig ist, dass Sie eine bequeme Position finden, in der Sie entspannt bleiben. Wenn Sie sitzen, achten Sie darauf, dass Ihr Rücken gerade ist, aber nicht verspannt. Die Schultern sollten locker und entspannt hängen.

- **Hände platzieren**: Legen Sie eine Hand auf Ihren Bauch und die andere auf Ihre Brust. Dies hilft Ihnen, die Bewegung Ihres Bauches während der Atmung bewusst zu spüren und sicherzustellen, dass Sie die Bauchatmung korrekt ausführen.

2. Die Atmung

- **Tief durch die Nase einatmen**: Atmen Sie nun langsam und tief durch die Nase ein. Dabei sollte sich Ihr Bauch spürbar nach außen wölben, weil Sie in den unteren Teil der Lunge atmen. Ihre Brust sollte dabei möglichst ruhig bleiben, also nicht hochziehen. Dies ist ein Zeichen dafür, dass Sie in den Bauch und nicht in die Brust atmen. Das Ziel ist, dass Sie die Zwerchfellatmung aktivieren, die besonders tief und beruhigend ist.

- **Langsam und gleichmäßig ausatmen**: Nachdem Sie tief eingeatmet haben, atmen Sie langsam und gleichmäßig durch den Mund aus. Dabei sollten Sie darauf achten, dass die Ausatmung genauso kontrolliert ist wie die Einatmung. Ein langsames Ausatmen signalisiert dem Körper, dass er sich entspannen kann. Versuchen Sie, die Ausatmung länger zu halten als die Einatmung, um die Entspannung zu vertiefen.

3. Dauer und Wiederholung

Wiederholen Sie diese tiefe Bauchatmung für fünf bis zehn Minuten. Am Anfang reicht es oft schon, wenn Sie fünf Minuten üben, um erste entspannende Effekte zu spüren. Mit der Zeit können Sie die Dauer auf zehn Minuten oder länger ausdehnen. Sie können diese Übung mehrfach täglich durchführen, besonders bei den ersten Anzeichen einer Migräne oder wenn Sie merken, dass Sie gestresst sind.

4. Atemfrequenz und -tiefe

Achten Sie darauf, dass Sie ruhig und tief atmen. Eine gleichmäßige, entspannte Atemfrequenz ist wichtig, um den Körper in einen Ruhezustand zu versetzen. Der Atem sollte weder hastig noch flach sein. Sie sollten jederzeit in der Lage sein, die Kontrolle über Ihr Atmen zu behalten, ohne in Hast zu verfallen. Die Ausatmung sollte ruhig und ohne Druck erfolgen.

5. Zusätzliche Tipps zur Vertiefung der Übung

- **Fokussieren Sie sich auf Ihre Atmung**: Versuchen Sie, Ihre Aufmerksamkeit nur auf Ihr Atmen zu richten. Wenn Sie merken, dass Gedanken in Ihren Kopf kommen, lassen Sie diese einfach ziehen und lenken Ihre Aufmerksamkeit zurück auf Ihre Atmung. Dies hilft nicht nur bei der Migränelinderung, sondern kann auch den Geist beruhigen.

- **Visualisierung**: Während der Übung können Sie sich vorstellen, dass Sie mit jedem Einatmen neue Energie aufnehmen und mit jedem Ausatmen Anspannung und Schmerzen loslassen. Diese Visualisierung kann die Entspannung zusätzlich verstärken.

- **Regelmäßigkeit**: Um die besten Ergebnisse zu erzielen, versuchen Sie, diese Übung regelmäßig in Ihren Alltag zu integrieren. Es kann sehr hilfreich sein, die Bauchatmung auch in stressigen Situationen zu praktizieren, um einen akuten Migräneanfall zu verhindern oder die Symptome zu lindern.

6. Wirkung auf Migräne und Stress

- Die tiefe Bauchatmung hilft, das parasympathische Nervensystem zu aktivieren, das für Ruhe und Erholung zuständig ist. Dies kann den Cortisolspiegel, das Stresshormon, senken und zu einer allgemeinen Reduzierung von Stress und Spannung führen.

- Bei Migräne kann diese Technik helfen, den Blutdruck zu stabilisieren, die Muskulatur zu entspannen und die Sauerstoffversorgung zu verbessern, was die Migränesymptome lindern kann.

Fazit

Die tiefe Bauchatmung ist eine einfache, aber äußerst effektive Technik, um Migräne und Stress zu lindern. Durch regelmäßiges Üben der tiefen Bauchatmung, sei es als präventive Maßnahme oder zur Akutbehandlung, können Menschen mit Migräne eine wertvolle Unterstützung erfahren, um Schmerzen zu verringern und Stress abzubauen. Die Technik ist leicht anzuwenden, erfordert keine speziellen Hilfsmittel und kann jederzeit und überall durchgeführt werden. Insgesamt ist sie eine wirksame Ergänzung zu anderen Therapiemaßnahmen und eine wertvolle Selbsthilfe für Menschen, die unter Migräne oder chronischem Stress leiden.

Autogenes Training

Autogenes Training ist eine Entspannungsmethode, die auf Selbsthypnose basiert. Ziel ist es, durch Konzentration auf bestimmte Körperempfindungen wie Schwere, Wärme oder Ruhe eine tiefe Entspannung zu erreichen. Der Begriff »autogen« kommt aus dem Griechischen und bedeutet »selbst erzeugt«. Das Training wird als eine Art der Selbsthypnose betrachtet, bei der der Körper in einen Zustand der Tiefenentspannung versetzt wird. Durch regelmäßige Anwendung kann es helfen, Stress abzubauen, den Blutdruck zu senken und das allgemeine Wohlbefinden zu steigern.

Das Prinzip basiert darauf, dass Sie sich selbst in einen Zustand der Entspannung versetzen, indem Sie den Fokus auf bestimmte körperliche Empfindungen lenken. Dadurch, dass Sie mit Ihrem Geist bewusst positive Veränderungen im Körper herbeiführen, können Sie Ihren Stresspegel senken und zur inneren Ruhe finden.

Anleitung zu Autogenem Training

1. Vorbereitung

Setzen Sie sich bequem auf einen Stuhl oder legen Sie sich auf den Rücken. Achten Sie darauf, dass Sie keine störenden Gedanken oder Ablenkungen haben, und wählen Sie einen ruhigen Raum. Schließen Sie Ihre Augen und versuchen Sie, Ihren Körper zu entspannen. Achten Sie auf eine ruhige und tiefe Atmung. Sie können ein paar Mal tief ein- und ausatmen, um sich mental und körperlich auf die Übung vorzubereiten.

2. Konzentration auf die Atmung

Konzentrieren Sie sich auf Ihren Atem, um Ihren Geist zu beruhigen. Achten Sie darauf, wie Sie einatmen und wie sich Ihr Bauch beim Ausatmen hebt und senkt. Wenn Sie merken, dass Ihr Geist abschweift, lenken Sie ihn sanft wieder auf die Atmung.

3. Autosuggestionen

Beginnen Sie mit der wiederholten inneren Formulierung von »Autosuggestionen«. Das sind einfache, positive Sätze, die Ihnen helfen, bestimmte Empfindungen im Körper zu erzeugen. Ein Beispiel könnte sein:

»Mein rechter Arm ist ganz schwer.«
»Mein rechter Arm fühlt sich warm an.«
»Mein Herz schlägt ruhig und gleichmäßig.«
»Mein Körper ist ganz ruhig.«

Wiederholen Sie diese Sätze mehrmals in Gedanken und versuchen Sie, die entsprechenden Empfindungen im Körper zu spüren.

4. Körperwahrnehmung
Konzentrieren Sie sich auf Ihre körperlichen Empfindungen, die durch die Suggestionen hervorgerufen werden. Versuchen Sie, die Schwere, Wärme oder Entspannung in den jeweiligen Körperteilen wahrzunehmen. Es kann hilfreich sein, sich vorzustellen, wie die Schwere oder Wärme in den Bereich hineinströmt, den Sie gerade fokussieren.

5. Tiefenentspannung erreichen
Nachdem Sie die ersten Sätze, zum Beispiel für die Arme, wiederholt haben, können Sie in weiteren Sitzungen zusätzliche Körperregionen einbeziehen:

»Mein rechter Arm ist schwer.«
»Mein linker Arm ist schwer.«
»Mein Bauch ist warm und ruhig.«
»Mein Bein ist schwer.«
»Mein Kopf ist ruhig und leicht.«

Mit jeder Sitzung werden Sie lernen, Ihren Körper mehr und mehr in einen Zustand der tiefen Entspannung zu versetzen.

Übungen im Autogenen Training

Körperliche Schwere
Beginnen Sie mit der Entspannung der Arme. Wiederholen Sie innerlich: »Mein rechter Arm ist ganz schwer.« Konzentrieren Sie sich auf diese Empfindung und versuchen Sie, das Gefühl der Schwere in den gesamten Arm fließen zu lassen. Machen Sie dasselbe für Ihren linken Arm, dann für Ihre Beine und den Körper.

Wärmeempfindung erzeugen

Eine andere Übung ist das Erzeugen von Wärme im Körper. Wiederholen Sie innerlich: »Mein rechter Arm ist ganz warm.« Versuchen Sie, sich vorzustellen, wie Wärme in den Arm zieht. Auch diese Übung kann für alle Körperteile angewendet werden.

Atemwahrnehmung und Entspannung

Eine weitere Übung besteht darin, sich auf den Atem zu konzentrieren und dabei ruhige, gleichmäßige Atemzüge zu erzeugen. Wiederholen Sie innerlich: »Mein Atem ist ruhig und gleichmäßig.« Dies hilft, den Geist zu beruhigen und eine tiefere Entspannung zu erreichen.

Herz-Kreislauf-System beruhigen

Ein sehr effektiver Satz ist: »Mein Herz schlägt ruhig und gleichmäßig.« Dies hilft, den Blutdruck zu senken und das Herz-Kreislauf-System zu beruhigen. Indem Sie Ihre Aufmerksamkeit auf das Herz lenken, können Sie eine beruhigende Wirkung erzielen.

Fazit

Autogenes Training ist eine effektive Methode zur Entspannung und Stressbewältigung. Es funktioniert, indem Sie sich durch gezielte, wiederholte Autosuggestionen in einen Zustand der tiefen Entspannung versetzen. Der Vorteil dieser Technik ist, dass sie relativ einfach und ohne spezielle Hilfsmittel durchgeführt werden kann. Mit regelmäßiger Übung kann das Autogene Training zu einer tiefen Entspannung des Körpers und Geistes führen und Ihnen helfen, mit Stress, Angst oder Schlafproblemen besser umzugehen.

Durch die konsequente Anwendung werden Sie zunehmend in der Lage sein, schnell und gezielt in einen entspannten Zustand zu gelangen – sowohl im Alltag als auch in stressigen Situationen. Es ist eine sehr persönliche Übung, bei der jeder sein eigenes Tempo und seine eigenen Vorstellungen von Entspannung entwickeln kann.

Stress in Flow umwandeln

Migräne ist für viele Menschen eine belastende Realität. Die Schmerzen, das pulsierende Gefühl im Kopf und die begleitenden Symptome wie Übelkeit und Lichtempfindlichkeit können den Alltag erheblich beeinträchtigen. Doch anstatt nur die Symptome zu bekämpfen, gibt es eine interessante Perspektive, die uns dabei helfen kann, mit Migräne besser umzugehen: den Stress in Flow umwandeln.

Was hat Flow mit Migräne zu tun? Der Zustand des Flow, in dem Menschen völlig in einer Tätigkeit aufgehen, ist nicht nur eine wertvolle Ressource für das allgemeine Wohlbefinden, sondern kann auch bei Migräne unterstützend wirken. Denn in einem Flow-Zustand sind wir so fokussiert, dass die Wahrnehmung der Umgebung und die Stressfaktoren des Alltags, einschließlich der Schmerzen, in den Hintergrund treten. In diesem Zustand lässt sich leichter mit der Migräne umgehen, da man sich weniger auf den Schmerz konzentriert und sich stattdessen auf eine bevorstehende Aufgabe fokussiert. Das Gehirn ist dann weniger anfällig für die negativen Stressoren, die Migräne auslösen oder verschlimmern können.

Stress als Auslöser von Migräne

Stress ist ein bekannter Auslöser für Migräneattacken. Aber nicht nur Überforderung kann den Zustand begünstigen – auch zu wenig Herausforderung, also Langeweile oder monotone Tätigkeiten, können Stress erzeugen, der Migräne fördert. Der Flow-Zustand hilft, genau diese Balance zwischen Herausforderung und Entspannung zu finden, was dazu beiträgt, die Migräne gar nicht erst auszulösen oder ihre Intensität zu mindern.

Vorteile des Flow-Zustands bei Migräne

1. **Reduktion von Stress**: Durch das Eintauchen in eine Tätigkeit wird der Körper von den typischen Stressreaktionen, die Migräne auslösen, befreit. Der Cortisolspiegel, das Stresshormon, sinkt, was potenziell Migräneanfällen vorbeugt.

2. **Schmerzlinderung**: Wer im Flow ist, nimmt den Schmerz weniger wahr. Die fokussierte Aufmerksamkeit auf die Aufgabe lenkt vom Migränegefühl ab und reduziert die Schmerzintensität.

3. **Verbesserung der Lebensqualität**: Flow-Momente bringen eine natürliche Entspannung, die zu einer besseren Lebensqualität führt. Menschen mit Migräne, die regelmäßig Flow-Zustände erleben, berichten von weniger häufigen und weniger intensiven Anfällen.

Wie gelingt der Flow trotz Migräne?

1. **Dem inneren Kind Raum geben**: Oft sind es die einfachen und kreativen Tätigkeiten, die den Flow hervorrufen. Ob Basteln, Malen oder Musik machen – diese

»Kinderkram«-Aktivitäten können besonders hilfreich sein. Sie sind nicht mit den üblichen Erwartungen und Anforderungen verbunden, was die Entspannung fördert.

2. **Klein anfangen**: Es ist nicht notwendig, sofort stundenlange Flow-Erlebnisse zu suchen. Auch kleine Aktivitäten können den Unterschied machen. Eine kurze, entspannende Übung oder ein Spaziergang kann helfen, den Stress abzubauen und den Fluss der positiven Energie zu fördern. Gerade bei Migräne ist es wichtig, den Körper nicht zu überfordern, sondern in kleinen Schritten zur Ruhe zu kommen.

3. **Bewegung als Schlüssel**: Bewegung, sei es Yoga, Walken, leichtes Joggen oder einfaches Dehnen, kann den Flow-Zustand begünstigen. Bewegung fördert die Durchblutung, reduziert Verspannungen und hilft dabei, das Schmerzempfinden zu mindern. Wer regelmäßig Bewegung in den Alltag integriert, kann Migräneanfälle möglicherweise ganz vermeiden oder ihre Häufigkeit und Intensität verringern.

4. **Grenzen setzen**: Auch der Umgang mit Migräne erfordert, dass man lernt, Grenzen zu setzen. Manchmal ist es notwendig, den Job zu wechseln oder die eigenen Erwartungen anzupassen, um sich nicht dauerhaft zu überlasten. Wer ständig unter Druck steht, kann schneller in eine Migräneattacke geraten. Flow entsteht oft nur, wenn man sich erlaubt, auch mal zu pausieren.

5. **Achtsamkeit**: Flow und Achtsamkeit gehen Hand in Hand. Eine regelmäßige Praxis von Achtsamkeit und Meditation kann nicht nur helfen, Stress zu reduzieren, sondern auch die Wahrnehmung von Migränesymptomen verändern. Wer

achtsam ist, erkennt schneller die Anzeichen eines beginnenden Migräneanfalls und kann sofort gegensteuern.

Übungen, die helfen können:

- **Kreative Tätigkeiten**: Zeichnen, Malen oder Basteln als eine Form von Flow erleben.
- **Atemübungen**: Langsame, bewusste Atmung hilft, den Körper zu entspannen und den Geist zu fokussieren.
- **Leichte Bewegung**: Ein sanfter Spaziergang oder Yoga können die Durchblutung fördern und den Kopf entspannen.
- **Achtsamkeitsübungen**: Kurze Meditationseinheiten von zwei bis fünf Minuten, um den Geist von den schmerzhaften Gedanken zu befreien.

Fazit

Migräne ist eine komplexe und oft schwer zu behandelnde Erkrankung. Doch durch die Anwendung von Flow-Prinzipien kann nicht nur der Stress reduziert werden, der Migräneanfälle auslöst, sondern auch die Symptome selbst können gelindert werden. Wenn es Ihnen gelingt, in Ihrem Alltag regelmäßig Momente zu schaffen, in denen Sie vollkommen in eine Tätigkeit eintauchen, können Sie auf lange Sicht die Migräne besser in den Griff bekommen. Es geht nicht darum, den Stress zu vermeiden, sondern ihn sinnvoll zu nutzen und so eine gesunde Balance zwischen Aktivität und Entspannung zu finden.

Übungen gegen Verspannungen

Um Migräne zu vermeiden, sollten Sie versuchen, so wenig Anspannung wie möglich im Körper zu haben. Also sowohl physische Spannung als auch psychische Spannung wie Leistungsdruck, wie etwa der ständige Drang, sich mit anderen zu vergleichen oder dass Sie sich selbst zu viele Regeln im Leben aufhalsen. Wenn die Anspannung dann doch irgendwann da ist, können wir den dadurch entstandenen Stress oft nicht von einem Tag auf den anderen auflösen.

Was jedoch leicht zu lösen ist, sind körperliche Verspannungen in der Schulter und im Nackenbereich, die durch die ganze unterbewusste Anspannung durch den Stress entstehen. Aus diesem Grund habe ich hier fünf Übungen aufgeschrieben, die wirklich einfach anzuwenden sind, um Sie von der Verspannung zu befreien und somit eine Migräneattacke abzuwenden. Am besten machen Sie diese Übungen dreimal am Tag, dann kommen die Verspannungen bestimmt nicht so schnell wieder.

Alle fünf Übungen können entweder im Stehen oder
im Sitzen ausgeführt werden!

1. Übung: Schultern heben und senken

Mit der Einatmung ziehen Sie die Schultern weit nach oben zu den Ohren, und mit der Ausatmung lassen Sie diese wieder sanft nach unten fallen. Wiederholen Sie dies fünfmal.

2. Übung: Arme nach oben strecken

Die Arme über Kopf nehmen und sich abwechselnd mit dem rechten Arm, dann mit dem linken Arm Richtung Decke strecken. Auf die Zehenspitzen kommen ist dabei auch erlaubt. Strecken Sie die Arme fünfmal auf jeder Seite zur Decke.

3. Übung: Kopf drehen

Jetzt achten Sie darauf, dass Ihre Schultern ganz locker nach unten hängen. Beim nächsten Mal Einatmen drehen Sie Ihren Kopf nach rechts und beim Ausatmen wieder nach links. Dies wiederholen Sie fünfmal auf jeder Seite.

4. Übung: Schultern kreisen

Beim nächsten Einatmen die Schultern weit nach oben ziehen, dann ausatmen und die Schultern nach hinten unten kreisen. Beim nächsten Mal Einatmen wieder vorne nach oben ziehen. Kreisen Sie die Schultern mindestens fünf Runden.

5. Übung: Nacken kreisen

Lassen Sie Ihre Schultern wieder locker nach unten sinken und drehen Sie beim Einatmen Ihren Kopf nach rechts. Dann ausatmen, einen Halbkreis Richtung Brustkorb beschreiben und den Kopf auf die linke Seite bringen. Beim nächsten Einatmen lassen Sie Ihren Kopf nach links gedreht stehen und beim Ausatmen wieder einen Halbkreis Richtung Brustkorb nach unten rechts kreisen. Fünf Runden Kreisen ist ausreichend.

Progressive Muskelentspannung

Die Progressive Entspannungsübung nach Jacobson: Was auf den ersten Blick für Betroffene merkwürdig klingen mag, hat bereits mir und vielen beim Umgang mit den quälenden, oft einseitigen Kopfschmerzen geholfen. Die Entspannungsübungen nach Jacobson sind Verfahren, die wirklich sehr wirkungsvoll und gleichzeitig leicht erlernbar sind. Wenn Sie dies auch gerne mal ausprobieren möchten, können Sie sich hier mit den Prinzipien und Übungen der Progressiven Muskelentspannung gegen Migräne vertraut machen.

Die Grundprinzipien: Das Entspannungstraining beruht auf dem Grundprinzip einer schrittweisen An- und Entspannung der wichtigsten Muskelgruppen im ganzen Körper. Die Entspannungsübung wurde von dem US-amerikanischen Arzt und Physiologen Edmund Jacobson entwickelt und hat bei regelmäßiger Anwendung zum Ziel, eine möglichst angenehme Entspannung im ganzen Körper, aber auch im Erleben herzustellen und den Übenden in die Lage zu versetzen, sich jederzeit aktiv zu entspannen.

Der große Vorteil der Progressiven Muskelentspannung besteht darin, dass man die Übungen nahezu überall selbstständig durchführen kann. Durch die wohlige Entspannung soll die Schmerztoleranz bei Migräne erhöht und das Auftreten von Attacken vorbeugend gemindert werden.

Übrigens – bei akuten Migräneattacken wirkt die Progressive Muskelentspannung zudem ablenkend. Durch die Entspannung können Angstzustände reduziert werden, was einen positiven Einfluss auf das subjektive Schmerzempfinden hat; die pochenden und pulsierenden Schmerzen werden nicht mehr so stark wahrgenommen.

Nun folgen die angenehmen Übungen zur Progressiven Muskelentspannung bei Migräne. Mit dieser Anleitung können Sie direkt starten. Planen Sie circa zwanzig bis dreißig Minuten für die Übungen ein und suchen sich einen ruhigen Ort, sodass Sie ungestört sind. Das Licht ist am besten gedämpft und der Raum angenehm temperiert. Die Progressive Muskelentspannung nach Jacobson lässt sich sowohl im Liegen als auch im Sitzen ausführen. Führen Sie alle Übungen abwechselnd pro Körperseite je einmal durch. Halten Sie jede Anspannung für etwa fünf Sekunden, danach lassen Sie los, atmen tief durch und spüren kurz nach, wie es Ihnen und Ihrem Körper geht. Achten Sie darauf, auch während der Anspannungsphase weiterzuatmen.

1. Ballen Sie die rechte Faust, zählen Sie langsam von eins bis fünf, dann lassen Sie die Spannung los. Genießen Sie das Gefühl der Entspannung für zehn Sekunden.

2. Nun ballen Sie die linke Faust, zählen langsam von eins bis fünf und dann lassen Sie wieder für zehn Sekunden locker.

3. Jetzt spannen Sie die Oberarmmuskeln an. Beugen Sie dabei die Unterarme, sodass sie im rechten Winkel zum Oberarm stehen. Dann entspannen Sie wieder.

4. Spannen Sie die Unterarmmuskeln an, indem Sie mit den Handflächen flach auf die Unterlage drücken, dann entspannen Sie wieder.

5. Runzeln Sie die Stirn. Öffnen Sie die Augen dabei ganz weit. Ziehen Sie die Augenbrauen hoch, sodass Falten auf der Stirn entstehen, dann entspannen Sie wieder.

6. Ziehen Sie die Augenbrauen zusammen, sodass eine senkrechte Falte über der Nase entsteht, dann entspannen Sie wieder und glätten die Stirn.

7. Kneifen Sie die Augen ganz fest zusammen und zählen Sie langsam von eins bis fünf, dann entspannen Sie wieder.

8. Pressen Sie die Lippen aufeinander, ohne die Zähne zusammenzubeißen, dann entspannen Sie wieder.

9. Nun drücken Sie mit der Zunge gegen den Gaumen, dann entspannen Sie wieder und lassen die Zunge locker im Mund liegen.

10. Beißen Sie die Zähne zusammen und entspannen dann wieder.

11. Drücken Sie den Nacken fest gegen die Unterlage oder nach hinten, dann entspannen Sie wieder.

12. Pressen Sie das Kinn fest auf die Brust, dann entspannen Sie wieder.

13. Ziehen Sie die Schultern hoch bis zu den Ohren, dann lassen Sie sie wieder fallen und entspannen sich.

14. Drücken Sie die Schulterblätter nach hinten zur Wirbelsäule hin zusammen, dann entspannen Sie wieder.

15. Atmen Sie tief ein, sodass sich der Brustkorb wölbt. Halten Sie nun den Brustkorb so und atmen nur flach weiter. Dann lassen Sie den Brustkorb zusammenfallen und entspannen sich wieder.

16. Drücken Sie den Bauch heraus und halten ihn eine Weile, während Sie weiteratmen. Dann ziehen Sie den Bauch ein und entspannen wieder.

17. Wenn Sie in der Liegeposition sind, heben Sie nun das Gesäß an und machen dabei ein Hohlkreuz. Beim Sitzen spannen Sie nur die Gesäßmuskeln zusammen, dann entspannen Sie wieder.

18. Spannen Sie die Oberschenkel an, indem Sie so tun, als ob Sie mit den Knien etwas wegdrücken wollten. Falls Sie liegen, müssen Sie die Beine erst anziehen und aufstellen. Dann entspannen Sie wieder.

19. Spannen Sie die Unterschenkel an, indem Sie die Füße nach unten auf die Unterlage drücken, dann entspannen Sie wieder.

20. Spannen Sie die Unterschenkel an, indem Sie die Füße nach oben ziehen, dann entspannen Sie wieder.

Abschließend können Sie noch einige bewusste und ruhige Atemzüge genießen. Versuchen Sie dabei, Ihren Atem nicht zu lenken, sondern lassen Sie ihn einfach fließen und beobachten Sie ihn. Sollten Ihre Gedanken abschweifen, lenken Sie diese wieder auf Ihre Atmung zurück. Damit Sie nach der Progressiven Muskelentspannung Ihren Tag wieder aktiv und wach fortführen können, strecken Sie einmal alle Gliedmaßen aus, als ob Sie gerade aufgewacht seien. Jede Empfindung, jedes Geräusch im Zuge der Entspannung ist zulässig und sollte so im Raum stehen gelassen werden. Es gibt kein Richtig und kein Falsch.

Wie beim Erlernen eines Instruments erfordert auch die Progressive Muskelentspannung regelmäßiges Üben, damit sich Erfolge einstellen. Im Gegensatz zum Autogenen Training wirkt die Progressive Muskelentspannung jedoch schneller, schon nach einigen Wochen. Die Voraussetzung hierfür ist, dass Betroffene das Training ernst nehmen. Zwanzig Minuten pro Tag sollten es auf jeden Fall sein, auch in schmerzfreien Intervallen. Nehmen Sie sich immer die gleiche Reihenfolge der Muskelgruppen vor und legen eine Pause von zehn Sekunden zwischen den Muskelgruppen ein. Wählen Sie nach Möglichkeit immer denselben Raum und dieselbe Position, so werden Sie nicht so leicht von äußeren Umständen abgelenkt. Konzentrieren Sie sich auf den Wechsel von Anspannung zu Entspannung und spannen nicht zu fest an. Die Muskeln sollen sich nicht verkrampft anfühlen.

Tipp: Sie können sich die Anleitung von den Übungen der Progressiven Muskelentspannung nach Jacobson auch vorlesen und zum Beispiel mit dem Handy aufnehmen. Dann haben Sie die Übungen immer dabei, können diese entspannt abspielen und konzentrierter alleine zu Hause durchführen.

Kälte- oder Wärmeanwendungen

Die Anwendung von Kälte oder Wärme ist eine weitverbreitete Methode zur Schmerzlinderung und Behandlung von Migräne, Kopfschmerzen und Verspannungen. Beide Techniken wirken auf unterschiedliche Weise auf den Körper und können helfen, Schmerzen zu lindern, die durch Muskelverspannungen oder akute Beschwerden entstehen.

Wie funktioniert es?

Kälte: Kälte hat eine schmerzlindernde Wirkung, indem sie die Blutzirkulation verlangsamt und so Entzündungen und Schwellungen reduziert. Bei akuten Schmerzen, wie sie bei Migräne, Verletzungen oder Zerrungen auftreten, wird häufig Kälte angewendet. Die kühlende Wirkung betäubt das betroffene Gewebe und lindert so den Schmerz.

Wärme: Im Gegensatz dazu fördert Wärme die Durchblutung und entspannt verspannte Muskeln. Sie wird oft bei chronischen Schmerzen oder Muskelverspannungen eingesetzt. Durch die Erwärmung der Muskulatur wird diese elastischer, und Schmerzen, die durch Verspannungen oder Steifheit entstehen, können deutlich gelindert werden.

Anwendung der Kälte- oder Wärmetherapie

Kälteanwendung

Die Kälte wird vor allem bei akuten Schmerzen und Entzündungen eingesetzt, etwa bei Migräneanfällen, Prellungen oder Zerrungen. Sie reduziert Schwellungen und lindert den Schmerz, indem sie die Nervenaktivität in der betroffenen Region dämpft.

Anwendung:

- **Kaltkompresse:** Ein kaltes, feuchtes Tuch oder eine spezielle Kältepackung wird auf den Nacken, den Kopf oder die betroffene Stelle gelegt. Wichtig ist, dass das Tuch nicht direkt auf der Haut liegt, sondern durch einen dünnen Stoff geschützt ist, um Erfrierungen zu vermeiden.
- **Dauer:** Lassen Sie die Kälteanwendung etwa fünfzehn bis zwanzig Minuten auf der betroffenen Stelle wirken. Wiederholen Sie die Anwendung bei Bedarf, jedoch nur in Intervallen von mindestens einer halben Stunde, um die Haut nicht zu schädigen.

Wärmeanwendung

Wärme eignet sich besonders bei chronischen Beschwerden, Muskelverspannungen oder zur Entspannung nach intensiver körperlicher Anstrengung. Sie fördert die Blutzirkulation, entspannt die Muskulatur und kann dabei helfen, Schmerzen zu lindern, die durch verspannte oder überlastete Muskeln verursacht werden.

Anwendung:

- **Wärmekissen:** Eine Wärmflasche oder ein Heizkissen kann auf den Nacken, die Schultern oder den unteren Rücken aufgelegt werden. Es sollte warm, aber nicht zu heiß sein, um Verbrennungen oder Hautschäden zu vermeiden.

- **Dauer:** Auch hier ist eine Anwendung von etwa fünfzehn bis zwanzig Minuten ausreichend. Eine längere Anwendung ist nicht immer notwendig und kann sogar kontraproduktiv sein, da sich der Körper zu sehr aufheizen könnte.

Fazit

Die Kälte- und Wärmeanwendung sind einfache, aber effektive Methoden zur Linderung von Schmerzen und Verspannungen. Kälte hilft insbesondere bei akuten Schmerzen, Entzündungen oder Migräne, während Wärme zur Behandlung von chronischen Verspannungen und zur Förderung der Muskelentspannung eingesetzt wird. Beide Anwendungen sollten in angemessenem Maße und unter Berücksichtigung der eigenen Hautempfindlichkeit angewendet werden. Achten Sie darauf, dass die Anwendungen nicht zu lang erfolgen, um Hautschäden zu vermeiden. Wenn die Beschwerden anhalten oder sich verschlimmern, sollte unbedingt ein Arzt konsultiert werden.

Erfolgreiches und stressfreies Lernen

1. Perfektionismus
Schaffen Sie Ihren Perfektionismus ab und haben Sie Mut zur Lücke. Sie können nicht alles lernen.

2. Haben Sie Selbstvertrauen
Vergleichen Sie sich nicht mit den anderen und gehen Sie Ihren eigenen Weg.

3. Positiv denken
Gehen Sie positiv und optimistisch an den Lerninhalt heran.

4. Ursachen erkennen
Erforschen Sie die Gründe für den Stress und bekämpfen Sie Ihre Angst mit Fakten.

5. Zeitmanagement
Planen Sie Ihre Prüfungsvorbereitung und fangen Sie früh genug an.

6. Pausen einlegen
Machen Sie sich einen festen Zeitplan und planen Sie auch Ruhephasen ein. Regelmäßige Mahlzeiten und vor allem viel Trinken dabei nicht vergessen.

7. Störfaktoren reduzieren
Vermeiden Sie Ablenkung, schalten Sie zum Beispiel das Handy beim Lernen aus.

8. Belohnung und Motivation
Belohnen Sie sich für Teilerfolge und stellen Sie sich etwas Lohnenswertes in Aussicht.

9. Bewegung
Werden Sie Frustration beim Sport los, fördern Sie Ihre Entspannung durch Atemübungen oder Meditation.

10. Lerngruppen
Lerngruppen können sich bei der Prüfungsvorbereitung gegenseitig unterstützen und stärken.

11. Lerntyp
Finden Sie heraus, welcher Lerntyp Sie sind: auditiv, visuell, motorisch oder kommunikativ, und lernen Sie auf mehreren Kanälen. Aber nicht zu viel!

12. Prioritäten
Grenzen Sie den Lernstoff ein und brechen Sie den Stoff auf das Wesentliche herunter.

Wie gewinnt man neue Lebensenergie zurück?

Heutzutage spricht jeder über die Energiewende. Es ist ein großes Thema und betrifft uns alle. Wenn man das mal auf sich projiziert und unter dem Begriff Energiebilanz beleuchtet, kann man es in das Verhältnis von Energieaufnahme zu Energieverbrauch teilen. Aber jetzt mal ganz ehrlich, haben Sie das bei sich selbst schon einmal gemacht? Es gibt Situationen, die können uns ganz schön viel Energie rauben. Im Gegenzug gibt es natürlich auch Situationen, welche uns viel Energie geben.

Und ich denke, genau diese sollten wir uns einmal bewusst machen. Es kann doch nicht schaden, wenn wir hier etwas sortieren und zukünftig achtsamer mit uns umgehen. Oder? Uns wird täglich eine Menge abverlangt. Und manchmal überfordern wir uns im Kampf um Anerkennung und Erfolg auch selbst. Dabei ist

Lebensenergie unser Treibstoff, mit dem wir klarer denken, effektiver handeln und unsere Ziele leichter erreichen können. Doch unser Tank ist nicht unerschöpflich. Und ist er einmal leergelaufen, dann lässt sich dieser auch nicht so problemlos wie ein Benzintank an der Zapfsäule wieder auffüllen. Power ist eben nur ein Teil unseres Energiemodells, unsere Betriebssysteme jedoch funktionieren weitaus komplexer.

Um das zu verstehen, müssen wir etwas tiefer in das Thema »Lebensenergie« einsteigen. In der Psychologie versteht man darunter sowohl äußerlich erkennbare Phänomene wie zum Beispiel Leistungsvermögen und Handlungskraft, aber auch innere Vorgänge wie Motivation oder Emotion. Neben einem physischen gibt es also auch ein mentales Energielevel. Beide stehen in direktem Zusammenhang und bestimmen unsere Leistungsfähigkeit, aber auch unsere Lebensfreude. Machen Sie doch für sich selbst einfach mal eine kurze Bestandsaufnahme. Fragen Sie sich:

- Was ist für mich Lebensenergie?
- Wie erhalte ich neue Lebensenergie?
- Wie erlebe ich selbst Lebensenergie?
- Was raubt mir immer Lebensenergie?

In den letzten vier Wochen war ich wieder mal sehr unzufrieden mit mir und meinem Zeitmanagement. Normalerweise habe ich das ganz gut im Griff – schließlich gehöre ich als fürsorglicher Realist zu den gut strukturierten Menschen und bin reichlich mit Organisationstalent ausgestattet. Aber zwischendrin erwische ich mich doch immer wieder in Situationen, in denen ich nicht das schaffe, was ich mir vorgenommen habe. Oder ich habe wieder mal zeitliche Abstriche in Bereichen gemacht, die ich eigentlich benötige, weil sie mir guttun. Ich hatte das Gefühl, nicht genug Energie und Zeit für die Dinge übrigzuhaben, die mir wichtig waren. Also habe ich mir mal eine Übung zur Standortbestimmung verordnet. Wenn Sie Lust haben und vielleicht gerade in einer ähnlichen Situation sind, können Sie diese ja mal ausprobieren. Übrigens kann sie auch ganz hilfreich sein, wenn man Entscheidungen zu treffen hat oder Veränderungen anstehen.

Nehmen Sie sich ein Blatt Papier und zeichnen Sie einfach einen Kreis auf. Der Kreis stellt einhundert Prozent Ihrer derzeitigen Lebensenergie dar, also alles, was Sie an Zeit, Aktivität, Energie und so weiter im Moment zur Verfügung haben. Jetzt rufen Sie sich noch einmal Ihre Fragestellung zum passenden Zeitabschnitt aus der Vergangenheit ins Gedächtnis – bei mir waren es besagte vier Wochen, es können aber auch drei Monate oder ein ganzes Jahr sein, je nachdem, wie lange Ihre bestehende Unzufriedenheit schon anhält. Und jetzt teilen Sie den Kreis in Segmente, ich nenne es mal Tortenstücke, ein, die Ihrer Energieverteilung auf verschiedene Lebensbereiche innerhalb dieser Periode entsprechen oder entsprochen haben: Worauf Sie viel Zeit und Energie verwenden, das bekommt ein großes Tortenstück, was nur wenig Zeit und Energie abbekommen hat, ein kleines Tortenstück. Mögliche Felder sind dabei: Arbeit, Freunde, Partner, Kinder, Haushalt, Hobbys, Sport, Zeit für sich allein, Genießen … was auch immer in Ihrem Leben halt eine Rolle spielt. Wenn es Ihnen hilft, die Sache anschaulicher zu gestalten, können Sie die einzelnen Segmente auch mit unterschiedlichen Farben gestalten.

Lassen Sie sich dabei Zeit – im Regelfall schafft man es nicht im ersten Anlauf, die Torte wirklich hinzubekommen. Meistens vergisst man erst mal ein oder zwei Tortenstücke, oder man stellt mittendrin fest, dass man den Kreis schon voll hat und noch Dinge fehlen, was auch so einiges aussagt! Und manchmal ist man dann zwar fertig, stellt aber beim Anschauen des Ergebnisses fest, dass das so nicht stimmt und man noch mal alles umschmeißen muss. Das ist kein Problem, völlig normal und gehört einfach dazu.

Wenn Sie Ihre Energietorte zu Ihrer Zufriedenheit fertig haben und der Meinung sind, dass sie den Ist-Zustand Ihres Lebens ganz gut widerspiegelt, kann es helfen, sich folgende Fragen zu stellen:

- Wie fühle ich mich, wenn ich die Torte anschaue? Gut, schlecht, zufrieden, unzufrieden, hilflos, überfordert, unterfordert …?
- Welche Segmente sind in meinem Kreis für mein Gefühl eigentlich zu groß?
- Welche Segmente in meinem Kreis hätte ich gerne kleiner?

Zeichnen Sie sich eine zweite Torte – Ihre Wunschtorte. Erst einmal ganz neutral und unabhängig von irgendwelchen faktischen Gegebenheiten, einfach so, wie Sie die Torte gerne hätten. Lassen Sie sich auch hierfür genügend Zeit. Wenn Sie fertig sind, können Sie sich folgende Fragen zu Ihrer Wunschtorte stellen:

- Was müsste ich in meinem Leben alles ändern, um von meiner Ist- zu meiner Wunschtorte zu gelangen?
- Was würde passieren, wenn ich anfangen würde, mein Leben mehr auf meine Wunschtorte hin umzugestalten?
- Mit welchen positiven Reaktionen, aber auch mit welchen Hindernissen von außen muss ich rechnen?
- Inwiefern stehen meine eigenen Ansprüche, Überzeugungen, Werte und so weiter mir bei der Realisierung meiner Wunschtorte im Weg?
- Von welchen Teilen müsste ich mich verabschieden oder sie zumindest modifizieren, damit ich meine Wunschtorte in Angriff nehmen könnte?
- Welchen ersten kleinen Schritt in Richtung Wunschtorte könnte ich mir vorstellen, diese Woche noch in Angriff zu nehmen?

Diese Übung kann manchmal wirklich überraschende Ergebnisse zutage führen, weil wir uns im Alltag oft gar nicht bewusst machen, wo unsere »Energiefresser« überall sitzen und in welchem Ausmaß sie unsere Batterien belasten. Eine regelmäßige Überprüfung der Energieverteilung lohnt sich daher auf jeden Fall – selbst, wenn Sie am Schluss zu dem Ergebnis kommen, dass alles gut so ist, wie es ist.

Hygge – so funktioniert Glücklichsein

Hygge – das ist kein Sessel oder Kommode von einem weltbekannten Möbelunternehmen, sondern es ist das dänische Rezept für mehr Glück und Gemütlichkeit im Alltag. Wieso es in diesem Buch ein Thema Hygge gibt? Weil ich in der Phase meiner Migräne, den dazugehörigen Angstphasen, festgestellt habe, dass ich eine Art sicheren Ort brauche. Meinen sicheren Ort, den ich mir so gemütlich wie möglich einrichten wollte. Ich wollte einen Platz haben, an dem ich mich zu einhundert Prozent wohlfühle und weiß, dass ich dort meine Ruhe und Entspannung finde, um der Migräne den Kampf anzusagen und aus dem Strudel für einen kurzen Moment auszusteigen, um meine positiven Gefühle wieder hervorzuholen.

Nun versuche ich Ihnen hier mit ein paar Worten zu beschreiben, was es mit dem Gefühl auf sich hat und wie für mich Hygge funktioniert. Ich bin überzeugt, dass etwas mehr Gemütlichkeit, eine entspanntere Lebenseinstellung der Migräne positiv entgegenwirken kann.

Während meiner Recherche bin ich darauf gestoßen, dass nördlich von Deutschland alles besser ist, das scheint allgemeiner Konsens zu sein. In den Ländern Skandinaviens gibt es bessere Sozialsysteme, mehr Platz und leckerere Köstlichkeiten. Schon viermal wurde Dänemark zum glücklichsten Land der Welt gekürt, dicht gefolgt von Norwegen, Schweden, Finnland und Island.

Kein Wunder also, dass jeder es den Skandinaviern nachmachen will. Und tatsächlich kann man das skandinavische und explizit das dänische Lebensgefühl lernen, denn die richtigen Voraussetzungen für Hygge hat eigentlich jeder.

Was bedeutet eigentlich der Begriff Hygge?

Eine eindeutige Übersetzung des dänischen Begriffs Hygge, gesprochen: hügge, gibt es nicht. Wikipedia und andere Nachschlagewerke versuchen es zum Beispiel mit »Gemütlichkeit«.

Für mich steht fest, »hyggelig« ist, wenn das Gefühl von Vertrautheit, Sicherheit, Behaglichkeit, Geborgenheit und Wärme entsteht. Hygge ist also nach meinem Empfinden ein geselliger Abend mit Freunden, warmes Kerzenlicht, gutes Essen, angenehme Gespräche – eben genau die dänische Art, mit zum Beispiel den dunklen und kalten Winterabenden umzugehen.

Wie funktioniert die Umsetzung von Hygge?

Ganz einfach eigentlich, denn alles, was Sie für Hygge brauchen, sind im Grunde Sie selbst. Es geht darum, den Moment zu genießen und Negatives hinter sich zu lassen, sich und anderen etwas Gutes zu tun, das Leben so angenehm und schön wie möglich zu gestalten. Eben um die kleinen Glücksmomente des Alltags. Das kann im Sommer ein Fahrradausflug, ein Picknick, ein Tag am See oder ein Abend am Lagerfeuer sein. Im Winter, gerade in der kalten und dunklen Jahreszeit, ist für mich Hygge der kuschelige Abend mit Kerzen, auf der Couch oder ein Tisch voller Leckereien zum Raclette mit meinen Liebsten.

Wenn Sie jetzt immer noch nicht genau wissen, ob Hygge Ihnen tatsächlich helfen kann, ein positives Lebensgefühl zu erwecken und es sich so richtig gemütlich zu machen, werde ich Ihnen ein paar Beispiele, Anregungen nennen, um es einfach mal auszuprobieren.

1. Das Zuhause heimelig machen

Ihr Zuhause ist Ihr Rückzugsort, hier sollen Sie sich wohl, sicher und geborgen fühlen. Hier helfen Decken und Kissen auf der Couch, ein flauschiger Teppich, ein schönes Bild an der Wand, ein Bücherregal, damit es so richtig gemütlich, also »hyggelig« wird.

2. Lichtquellen schaffen

Kerzen, Leuchten, einen Kamin anzünden. Licht scheint ein besonders wichtiger Aspekt von Hygge zu sein. Kerzen und kleine Lichtquellen im Zimmer verteilt, lassen den Raum gemütlicher wirken. Einen besonders hohen Hyggefaktor hat ein Kaminfeuer.

3. Achtsamkeit praktizieren

Bei Hygge geht es weniger um materielle Dinge. Es geht darum, sich auf den Moment zu konzentrieren und dankbar zu sein für die schönen Dinge im Leben. Hygge ist ein Ort des Friedens und der Sicherheit, ein Ort, an dem man sich wohlfühlen soll, allein oder gemeinsam mit Freunden und Familie.

4. Richtig lecker essen

Zu Hygge gehört auch gutes Essen. Hygge ist ein Kochabend mit Freunden, an dem später bei Getränken und Kerzenlicht gegessen wird. Gemeinsam mit Kindern backen, vor dem Kamin sitzen und einen heißen Tee oder eine große Tasse Kaffee trinken. Und eben einmal an nichts denken, außer den Moment zu genießen.

5. Entspannen
Hygge ist, was entspannt. Das geht allein bei einem Spaziergang am Wasser, eingekuschelt in eine Decke, mit einem Buch, der Lieblingssendung im Fernsehen oder mit einer Tasse Tee in der Hand. Ganz wichtig: Über aktuelle oder andere ernste Themen wird in hyggeligen Stunden nicht gesprochen, das ist viel zu aufregend.

Es geht bei Hygge darum, das kleine Glück im Alltag zu beachten, die kleinen Dinge wertzuschätzen, sich auf Beziehungen zu konzentrieren und das Beste aus dem zu machen, was man hat. Denn man hat nur dieses eine Leben!

Schlusswort

Am Ende dieses Buches möchte ich Ihnen nicht nur Informationen, Hilfestellungen, Tipps und Strategien an die Hand geben, sondern Ihnen vor allem eines mit auf den Weg geben: Hoffnung. Hoffnung auf eine Zukunft, in der Migräne und Kopfschmerzen nicht mehr das Zentrum Ihres Lebens bestimmen, sondern nur noch eine Randnotiz sind. Es ist ein langer und oft schwieriger Weg, aber er lohnt sich – jeder Schritt, jede kleine Veränderung, jeder Moment des Fortschritts.

Ich wünsche Ihnen, dass Sie die Stärke finden, in den herausfordernden Zeiten durchzuhalten und den Mut, neue Wege zu gehen. Dass Sie lernen, sich selbst zu vertrauen, Ihren Körper und seine Signale besser zu verstehen und sich nicht von der Krankheit definieren zu lassen. Denn Sie sind mehr als Ihre Schmerzen – Sie sind ein Mensch mit unzähligen Möglichkeiten, Träumen und einer wertvollen Lebensgeschichte, die es zu leben gilt.

Dass Sie wieder Momente erleben dürfen, in denen Sie sich frei und voller Energie fühlen, dass Sie die Freude an den kleinen Dingen zurückgewinnen und sich von der Last der ständigen Schmerzen befreien können. Möge Ihr Weg Sie zu mehr Lebensqualität führen, zu weniger Angst vor der nächsten Attacke und zu einem Alltag, in dem Migräne und Kopfschmerzen nicht mehr das Zepter in der Hand halten.

Und wenn es mal nicht so funktioniert, wie Sie es sich wünschen – wenn die Migräne Ihnen wieder einen Strich durch die Rechnung macht –, dann denken Sie daran: Es ist oft reine KOPFSACHE, wie wir mit solchen Situationen umgehen. Bleiben Sie ruhig. Üben Sie sich in Selbstfürsorge, geben Sie sich Raum für Regeneration, und tun Sie, was immer nötig ist, um wieder so gut wie möglich an Ihrem Leben teilnehmen zu können. Ihr Wert bemisst sich nicht daran, wie »funktionstüchtig« Sie an einem bestimmten Tag sind. Bitte entschuldigen Sie sich nicht dafür, wenn Sie wieder einmal absagen müssen oder kurzfristig ausfallen – weder bei anderen noch bei sich selbst. Sie haben jedes Recht dazu, Ihre Gesundheit und Ihr Wohlbefinden an erste Stelle zu setzen. Sagen Sie ruhig öfter einmal »Nein« – und damit ein kraftvolles »Ja« zu sich selbst und zu Ihrem Körper. Dieses »Ja« ist kein Zeichen von Schwäche, sondern von Selbstachtung und Stärke.

Mögen Sie in jedem Moment, auch wenn es Ihnen heute noch unvorstellbar erscheint, den Mut finden, weiterzugehen. Und möge Ihr Weg Sie zu einem Leben führen, das nicht nur vom Schmerz bestimmt wird, sondern von Hoffnung, Heilung und einer neuen Lebensfreude. Ich wünsche Ihnen alles Gute auf diesem Weg – und vor allem: ein Leben, in dem Sie wieder das Gefühl von Freiheit, Leichtigkeit und Wohlbefinden genießen. Sie verdienen es.

Wenn Sie in diesem Buch etwas gefunden haben, das Ihnen weitergeholfen oder einen Impuls gegeben hat, würde ich mich sehr über eine positive Bewertung freuen. Ihre Rückmeldung hilft nicht nur mir, sondern auch anderen, dieses Buch zu finden und von den Inhalten zu profitieren.

Folgen Sie mir auch gerne auf Instagram, damit wir in Kontakt bleiben. Teilen Sie dort Ihre Migräne-Geschichte, Ihre Erfahrungen, Ihre kleinen und großen Erfolge – mit mir und mit anderen Betroffenen. Denn ich bin überzeugt: Es gibt immer jemanden, der gerade jetzt einen Tipp, eine Hilfestellung oder einen ermutigenden Impuls braucht. Gemeinsam sind wir stark.

Wörterverzeichnis

A

Akutmedikation:
Wenn es zu einer Migräneattacke kommt, wird diese meist mit Akutmedikamenten behandelt. Bei jedem Betroffenen kann das etwas anderes sein. Bekannte Akutmedikamente sind Schmerzmittel und Triptane (Achtung! 10/20-Regel beachten). Während einer Attacke hilft vielen Betroffenen auch Ruhe, Dunkelheit, Hinlegen, Kälte oder Wärme.

Antidepressiva:
Können als medikamentöse Prophylaxe angewendet werden. In Abklärung mit dem behandelnden Arzt oder der Ärztin erfahren Sie, welches Antidepressivum zur Migränevorbeugung zugelassen ist.

Attacke:
Die typische Migräneattacke läuft in vier Phasen ab (siehe Phasen).

Aura:
Die Aura betrifft fünfzehn bis dreißig Prozent der Migräniker und beginnt vor der eigentlichen Migräneattacke. Es treten dann zum Beispiel Phänomene wie Sehstörungen, Dinge scheinen kleiner oder größer zu werden, Kribbeln und Missempfindungen in Armen oder Beinen, Schwindel, Sprachstörungen oder andere Symptome auf. Eine Aura dauert in der Regel dreißig bis sechzig Minuten. Bei länger andauernden Auren verengen sich im Kopf

die Blutgefäße. Während der Aura dürfen keine Triptane eingenommen werden, da die Gefahr eines Schlaganfalls besteht. Auren können auch ohne Migräneattacke auftreten.

Ausdauersport:
Ist Teil der nicht medikamentösen Prophylaxe gegen Migräne. Einfach ausprobieren!

B

Begleiterscheinungen:
Typische Begleiterscheinungen der Migräne können sein: Übelkeit, Erbrechen, Licht-, Lärm- und Geruchsempfindlichkeit, Sehstörungen, Schwindel et cetera.

Behinderung:
Laut Weltgesundheitsorganisation zählt Migräne zu den Top Ten der schwersten, behindernden Erkrankungen. Eine Behinderung wird amtlich durch den Grad der Behinderung (GdB) festgestellt. Besonders stark Betroffene können durch die Migräne eine Schwerbehinderung bescheinigt bekommen. Ein Antrag auf Schwerbehinderung wird beim Versorgungsamt gestellt. Dort gibt es auch entsprechende Formulare und weitere Informationen.

Betablocker:
Werden als medikamentöse Prophylaxe eingesetzt. Sie blockieren die Wirkung von Adrenalin, senken die Herzfrequenz und den Blutdruck und sind deshalb in der Bluthochdruckbehandlung zu finden.

Body Scan:
Der Body Scan ist eine Übung, bei der Sie Ihren Körper achtsam wahrnehmen lernen. Sie üben, mit Ihrer Aufmerksamkeit ganz bei sich selbst zu bleiben und schrittweise Ihren ganzen Körper zu spüren. Dabei begegnen Sie sich selbst und allen Ihren Gedanken, Empfindungen und Gefühlen mit einer wohlwollenden, akzeptierenden Haltung. Viele Betroffene können dabei tief entspannen oder spüren ihren Körper intensiver.

Botulinumtoxin:
(Handelsname Botox®) wird bei chronischer Migräne nach häufigen, wirkungslosen Therapieversuchen als Migräne-Prophylaxe angewendet. Bei dieser Therapie werden im Abstand von drei Monaten mehrere Botox-Spritzen in die Gesichts- und Nackenmuskulatur gespritzt.

C

CBD-Öl:
Cannabidiol (CBD) ist eines der zahlreichen Cannabinoide der weiblichen Hanfpflanze. Das natürliche Mittel wirkt nicht psychoaktiv und kann somit keinen Rausch verursachen. Die Weltgesundheitsorganisation (WHO) stuft den pflanzlichen Wirkstoff als unbedenklich ein und schließt eine gesundheitliche Gefährdung sowie potenzielle Abhängigkeiten aus.

CGRP-Antikörper:
Ist eine medikamentöse Prophylaxe. Anders als bei allen bisherigen Prophylaxen sind die CGRP-Antikörper gezielt für Migräne-Betroffene entwickelt worden. CGRP ist die Abkürzung für Calcitonin Gene-Related Peptide. Die monoklonalen Antikörper können entweder das CGRP (welches für die Entzündung bei

Migräne verantwortlich ist) blockieren oder an den Rezeptor, an den das CGRP eigentlich andocken würde, selbst andocken. So kann das CGRP also auch keine Wirkung mehr entfalten. Wieso es bei manchen Patienten so gut hilft und bei anderen gar nicht, kann man bis jetzt noch nicht sagen.

Chronische Migräne:
Ist eine schwere Unterform der Migräne, von der gesprochen wird, wenn man an mehr als fünfzehn Tagen im Monat unter Kopfschmerz leidet, von denen mindestens acht Tage Migräne sind, und dieser Zustand über mindestens drei Monate besteht.

D

Depression:
Viele Menschen mit chronischen Erkrankungen entwickeln psychische Erkrankungen wie eine Depression. Wenn es Ihnen schlecht geht, wenden Sie sich bitte umgehend an einen Arzt oder eine Ärztin.

Dunkelheit:
Bei einer Migräneattacke ziehen sich Betroffene häufig ins dunkle Zimmer zurück, da sie sehr lichtempfindlich sind und sich dies als angenehm und schmerzlindernd auswirken kann.

E

Entspannungstechniken:
Es gibt viele verschiedene Entspannungstechniken und ähnliche Anwendungen. Autogenes Training, Meditation, PMR (Progressive Muskelrelaxation), Phantasiereisen oder Atemübungen.

Probieren Sie es einfach mal aus, und entscheiden Sie, was für Sie gut ist und funktioniert!

Episodische Migräne:
Davon spricht man, wenn Migräne in unterschiedlichen Abständen bis zu vierzehn Tage im Monat auftritt. Anders als bei chronischer Migräne, da treten Kopfschmerzen an mindestens fünfzehn Tagen pro Monat auf.

Erwerbsminderungsrente:
Wenn Migräne-Betroffene oder Menschen mit schweren Erkrankungen aufgrund ihrer Erkrankung nicht mehr arbeiten gehen können, spricht man von Erwerbsunfähigkeit. Es wird dann ein Antrag auf Erwerbsminderungsrente gestellt, und bei positivem Ausgang kann verfrüht in Rente gegangen werden. Für viele Betroffene kann das, wie auch bei einem Antrag auf Schwerbehinderung, einen Papierkrieg mit den Ämtern bedeuten.

F

Fatigue:
Das ist französisch und bedeutet übersetzt »Müdigkeit oder Erschöpfung«. Fatigue kann als starke Erschöpfung vor oder nach einer Migräneattacke auftreten. Fatigue kann eine Begleiterscheinung, aber auch eine eigenständige Erkrankung sein.

Formen:
Es gibt verschiedene Migräne-Formen wie unter anderem die Migräne mit Aura (klassische Migräne), Migräne mit Hirnstammaura, abdominelle Migräne, vestibuläre Migräne, episodische oder chronische Migräne, Migräne ohne Aura (einfache Migräne), hemiplegische Migräne, Status migränosus et cetera.

G

Gepante:
Ist ein neuer Vertreter einer Gruppe von Migränetherapeutika (CGRP-Antikörper (Calcitonin Gene-Related Peptide) in Tablettenform), die Betroffene sowohl für die Behandlung akuter Migräneattacken wie auch zur Prophylaxe anwenden können.

Gewitter:
Einige Betroffene beschreiben ihre Migräne mit starken, pulsierenden Kopfschmerzen als sogenanntes Gewitter mit Blitz und Donner.

GdB:
Grad der Behinderung (siehe Behinderung).

H

Hemiplegische Migräne:
Bei dieser Migräne-Form kommt es, vereinfacht gesagt, zu motorischen Ausfällen, also Muskellähmungen, zusätzlich zu mindestens einem weiteren Aura-Symptom. Diese Form ist selten.

Hirnstammaura:
Bei Migräne mit Hirnstammaura können beidseitig betreffende neurologische Symptome auftreten. Zu diesen Symptomen gehören unter anderem Tinnitus, Hörminderung, Schwindel, Doppeltsehen, Sehstörungen und Gefühlsstörungen.

Hochleistungshirn:
Menschen mit Migräne haben ein Gehirn, das im Vergleich zu Menschen ohne Migräne meist schneller und empfindlicher

reagiert. Sie hören Dinge, die andere Menschen nicht wahrnehmen, zum Beispiel Summen von Ladegeräten et cetera. Sie denken nicht nur um die Ecke, sie sind oftmals schon zwanzig Schritte voraus. Das Bild im Wartezimmer hängt schief? Warum sieht das denn niemand? Solche Phänomene sind für sie ganz normal.

I

Intensität:
Die Intensität oder Schmerzstärke bei einer Migräneattacke ist individuell. Auch die Stärke einer Attacke sollte in einem Schmerztagebuch eingetragen werden.

J

Jahresübersicht:
Viele digitale Kalender oder Schmerztagebücher, zum Beispiel Apps, bieten die Funktion der Jahresübersicht. Dadurch kann man Jahr für Jahr, auch Monat für Monat, vergleichen, wie sich die Migränehäufigkeit verändert hat.

K

Kopfschmerzambulanz-Klinik:
Es gibt spezielle Kopfschmerzzentren und Schmerzkliniken. Diese finden Sie auch in Ihrer Nähe. Sprechen Sie mit Ihrem Arzt, Ihrer Ärztin oder schauen Sie im Internet nach.

Kohlenhydrate:
Einen wertvollen Bestandteil der Ernährung bei Migräne bilden langkettige Kohlenhydrate, denn das Hochleistungsgehirn verbraucht ständig Energie und braucht deshalb regelmäßig Nachschub.

Kopfschmerz-Kalender:
Zur eigenen Dokumentation und zur Vorbereitung auf ein Arztgespräch empfiehlt es sich, einen Kopfschmerz-Kalender zu führen. Ob analog als Buch oder digital in einer App, bleibt Ihnen überlassen.

Kortison:
Ist das Mittel der ersten Wahl, um einen Migräne-Status »Status migränosus« zu beenden. Es wird häufig als hochdosierte Infusion gegeben.

Kühlkompresse:
Im Gegensatz zur Empfehlung auf den Beipackzetteln sollten Sie eine Kühlkompresse lieber nur in den Kühlschrank legen und nicht gleich ins Tiefkühlfach. Die sanftere Kälte ist hautfreundlicher und lindert den Migräneschmerz meist nachhaltiger.

L

Leitlinie:
Therapien der Migräne sind unter anderem nachzulesen auf der Seite der DGN (Dt. Gesellschaft für Neurologie) und der DMKG (Dt. Migräne- und Kopfschmerzgesellschaft).

M

Metoclopramid (MCP):
Ist ein Arzneistoff aus der Gruppe der Antiemetika. Es regt die Peristaltik im oberen Magen-Darm-Trakt an und lindert damit Übelkeit und Erbrechen. Dieser Wirkstoff wird aus diesem Grund häufig, vor allem in Kombination mit einem Schmerzmittel, bei Migräne eingesetzt. Es steht auf der Liste der unentbehrlichen Arzneimittel der WHO.

MIDAS (Migraine Disability Assessment):
Das ist ein Fragebogen, bei dem die Beeinträchtigung der Betroffenen ausgewertet wird.

Migräne:
Ist eine komplexe neurologische Erkrankung, deren Therapie in die Hände eines kompetenten Neurologen oder einer Neurologin gehört. Migräne charakterisiert sich durch starke einseitige, auch beidseitige Kopfschmerzen, die pulsierend oder dumpf ziehend sind. Häufig auch mit Begleiterscheinungen.

Migräne-Komplikationen:
Zu den Migräne-Komplikationen gehören der Migräne-Status, eine anhaltende Aura ohne Hirninfarkt, ein migränöser Infarkt und ein epileptischer Anfall, der durch eine Aura getriggert wurde.

MigräneLiga e.V.:
Die MigräneLiga e. V. hilft Betroffenen mit Aktionen, Selbsthilfegruppen und aktuellen Informationen rund um Migräne. Sie bietet unter anderem kostenlose Seminare zu verschiedenen Themen an. Zudem veröffentlicht sie regelmäßig ein eigenes Magazin.

Migräniker:
Betroffener, der an Migräne erkrankt ist.

MÜK (Medikamenten-Übergebrauchs-Kopfschmerz):
Dieser entsteht durch häufigen Konsum von Schmerzmitteln. Eine Schmerzmittelpause kann helfen und wird oft stationär durchgeführt. Fragen Sie hierzu Ihren Arzt, Ihre Ärztin. Um einen MÜK zu vermeiden, sollten Sie Schmerzmittel und Triptane an maximal zehn Tagen im Monat einnehmen. (siehe 10/20-Regel)

N

Nachteilsausgleich:
Gehen Sie noch zur Schule, machen eine Ausbildung oder studieren und haben Migräne? Dann können Sie unter bestimmten Bedingungen einen Nachteilsausgleich einreichen. Er soll die Nachteile, die für Sie durch Ihre Erkrankung entstehen, ausgleichen. Ansprechpartner sind unter anderem Schulen, Berufsschulen, Behindertenbeauftragte im Betrieb und für Studierende die Studierendenwerke.

Neurologe:
Der Neurologe, die Neurologin ist die richtige Ansprechperson bei Migräne. Sie beschäftigen sich mit Erkrankungen des Nervensystems und der Muskulatur. Migräne ist eine komplexe neurologische Erkrankung.

Notfalltasche:
Wer häufig mit Migräne zu tun hat, sollte darüber nachdenken, sich eine Notfalltasche für den Akutfall unterwegs anzulegen. Bestandteile könnten unter anderem Medikamente und eine Sonnenbrille sein.

O

Off-Label-Use:
Viele Medikamente werden Off-Label-Use genutzt. Das bedeutet, die Medikamente wurden ursprünglich nicht für Migräne entwickelt, können trotzdem helfen, sind aber nicht für die Migränebehandlung zugelassen.

P

Phasen der Migräne:
Die Migräne wird in vier Phasen unterteilt. Phase eins: Ankündigung, Phase zwei: Aura, Phase drei: Kopfschmerzen, Phase vier: Remission. In der ersten Phase kündigt sich die Migräne durch Vorboten an. In der zweiten Phase setzt bei der klassischen Migräne die Aura ein. Diese Phase haben nur zehn bis dreißig Prozent der Betroffenen. In der dritten Phase setzen die Kopfschmerzen ein und charakterisieren sich durch stark pulsierende, pochende, einseitige Schmerzen, die von Übelkeit und/oder Erbrechen begleitet werden. Außerdem gehört dazu eine Licht-, Lärm- und Geruchsempfindlichkeit. In der vierten und letzten Phase geht es um die Remission, das bedeutet Erschöpfung und sozialen Rückzug.

PMR (Progressive Muskelrelaxation nach Jacobson):
Ist ein Entspannungsverfahren, bei dem bestimmte Muskelgruppen an- und wieder entspannt werden.

Prodromalphase:
Bis zu vierundzwanzig Stunden vor Einsetzen einer Migräneattacke, in der sogenannten Prodromalphase, nehmen viele Patienten Warnsignale wahr. Dazu zählen Müdigkeit, Heißhunger, Bewegungsdrang, Gähnen, Reizbarkeit oder Konzentrationsprobleme.

Prophylaxe:
Bei chronischer Migräne wird sehr häufig eine medikamentöse Prophylaxe empfohlen. Welche Medikamente (Prophylaxe) für Sie richtig sind, darüber kann Sie nur Ihr Arzt, Ihre Ärztin aufklären. Es gibt aber auch vorbeugende Maßnahmen, die Sie selbst anwenden können. Dazu gehören ein regelmäßiger Schlaf-Wach-Rhythmus, regelmäßiges Essen und Trinken, Ausdauersport, genügend Pausen und Entspannungstraining.

Q

Quatsch:
Haben Sie schon mal im Rahmen einer Migräneattacke Quatsch erzählt, Rechtschreibfehler gemacht oder Worte aneinandergereiht, die keinen Sinn ergeben haben? Auch Sprachstörungen können zur Migräne gehören.

R

Regelmäßigkeit:
Siehe Prophylaxe, Ernährung et cetera.

Reizverarbeitungsstörung:
Das Migräne-Gehirn ist besonders. Es reagiert sehr empfindlich auf Reize. Die Gehirnaktivität reagiert auf den Reiz und bleibt im Gegensatz zu gesunden Gehirnen auch eine ganze Zeit oben. Das Migräne-Gehirn bleibt länger »aktiv« als bei gesunden Menschen. Das bezeichnet man als Reizverarbeitungsstörung.

S

Spannungskopfschmerzen:
Diese äußern sich mit beidseitigen Kopfschmerzen und dem Gefühl, dass der Kopf zusammengedrückt wird, wie bei einem zu engen Helm. Bei vielen Betroffenen können diese Spannungskopfschmerzen zusätzlich auftreten.

Status migränosus:
Ist eine Migräne-Komplikation, bei der die Attacke über die üblichen zweiundsiebzig Stunden hinausgeht.

T

Trigger:
Sind die Auslöser von Migräne, aber nicht gleichzusetzen mit Ursachen. Die Ursache ist genetisch. Jeder Betroffene hat unterschiedliche Trigger beziehungsweise Auslöser. Trigger können zum Beispiel sein: Wetter, Ernährung, Stress, körperliche Überanstrengung, unregelmäßiges Essen oder das Auslassen von Mahlzeiten, Menstruation, heißes Baden oder Duschen, helles Licht, intensive Gerüche, Lärm, Angst und Traurigkeit.

Triptane:
Sind speziell für Migräne entwickelte Akutmedikamente. Sie verengen die Blutgefäße im Gehirn, die sich während der Kopfschmerzphase weiten, daher auch die pulsierenden Schmerzen.

U

Übelkeit:
Ist eine Begleiterscheinung der Migräne. Es kann außerdem auch Erbrechen auftreten. Gegen die Übelkeit können auch Medikamente helfen. Weitere Tipps finden Sie hier im Buch.

Unheilbar:
Migräne ist unheilbar.

Unkonventionelle Therapien:
Wie unter anderem Akupunktur, Chiropraktik, Diäten, Elektrostimulation, Nahrungsergänzungsmittel, osteopathische Behandlungen, Zahnbehandlungen.

Ursache:
Die Ursache von Migräne ist genetisch bedingt. Achtung! Ursache ist nicht gleich Auslöser.

V

Vestibuläre Migräne:
Zu den üblichen Symptomen gesellt sich bei dieser Art der Migräne Schwindel. Dieser kann ein Dreh- oder Schwankschwindel sein.

Vorboten:
Migräne-Vorboten können sein: Kreativität, Depression, Heißhunger, Frieren, Schwitzen, Ratlosigkeit, Gähnen und Müdigkeit et cetera.

Vorurteile:
Wer kennt solche Sprüche wie »Nimm halt eine Tablette«, »Ich habe auch mal Kopfschmerzen, stell Dich nicht so an« und »Du solltest mal mehr trinken« auch? Es gibt unglaublich viele Vorurteile gegenüber Migräne. Eins ist gesichert, Migräne ist eine komplexe, neurologische Erkrankung und nicht einfach »nur« Kopfschmerzen. Betroffene wissen, was ich meine. Deshalb ist Aufklärungsarbeit so wichtig!

W

Wiederkehrkopfschmerz:
Bezeichnet die Kopfschmerzen, die nach Absinken des Schmerzmittel- beziehungsweise des Triptanspiegels wieder auftreten können.

Wissen:
Werden Sie selbst zum Experten oder zur Expertin Ihrer Krankheit und eignen Sie sich selbstständig das nötige Wissen an.

X

Setzen Sie ein X bei Ihren Migränetagen und markieren diese in einer App oder im Migräne-Kalender. So haben Sie und Ihr Arzt, Ihre Ärztin immer einen guten Überblick.

Y

Yoga:
Entspannungsverfahren sind wichtige Bestandteile der nicht medikamentösen Vorbeugung, einige Menschen schwören dabei auf Yoga. Man führt verschiedene Übungen (Asanas) aus. Es ist eine Sportart. Beim Yoga versucht man, Körper, Geist und Seele in Einklang zu bringen. Solche Verfahren können nur bei regelmäßiger Anwendung wirken.

Z

Zehn/Zwanzig-Regel:
Die 10/20-Regel besagt, dass man an nicht mehr als zehn Tagen im Monat Schmerzmittel nehmen sollte, unabhängig von der Tablettenmenge. Solange man an zwanzig Tagen keine Schmerzmittel oder Triptane einnimmt, besteht keine Gefahr, dass ein MÜK besteht.

Zusatzversicherung:
In einigen Fällen kann eine Zusatzversicherung hilfreich sein. Das gilt vor allem, wenn bei privat oder gesetzlich Versicherten die Krankenkasse bestimmte Behandlungen, Therapiemaßnahmen nicht übernimmt.

Hinweis:
Dieses Wörterverzeichnis ist als kleine Übersicht und zum besseren Verständnis der Krankheit gedacht. Es ersetzt in keinem Fall eine ärztliche Beratung oder Behandlung.

Quellenverzeichnis

Achtsamkeit, www.wikipedia.org/wiki/achtsamkeit, besucht am 02.04.2025, Seite 131.

Migräne und Behinderung, www.betanet.de/migraene/ behinderung, besucht am 21.03.2025, Seite 142.

Business-Wissen, www.business-wissen.de/migraene/ arbeitsplatz, besucht am 24.03.2025, Seite 106.

DMGK, Deutsche Migräne- und Kopfschmerz-Gesellschaft e.V., www.dmkg.de/ueber-die-dmkg/articles/dmkg-ueber-die-dmkg-e-v, besucht am 03.03.2025, Seite 216.

MigräneLiga e. V. Deutschland, www.migraeneliga.de, besucht am 03.03.2025, Seite 213, 267.

Selbstvertrauen, www.koerperundseele.de/selbstvertrauen/, besucht am 24.03.2025, Seite 187.

Selbstliebe, www.wikipedia.org/wiki/selbstliebe, besucht am 04.04.2025, Seite 182.

WHO, www.who.news-room/fact-sheets/headache-disorders/ migrain, besucht am 28.03.2025, Seite 213.

Kopfschmerzarten, www.kopfschmerzen.de/kopfschmerzarten/, besucht am 12.05.2025, Seite 13.

Progressive Muskelentspannung, www.wikipedia.org/wiki/PME, besucht am 04.04.2025, Seite 104, 240.

DGN, Migräne, www.dgn.org/migraene/wissen/, besucht am 30.03.2025, Seite 215.

Lebensenergie, www.koerperundseele.de/lebensenergie/, besucht am 01.04.2025, Seite 249.

Migräne, www.gesundheitsinformationen.de/ursachen, besucht am 02.04.2025, Seite 37.

Betanet, Migräne und Arbeitsumfeld, www.betanet.de/migraene-arbeitsumfeld, besucht am 09.04.2025, Seite 106, 137.

Migräne im Alter, www.kopfschmerzen.de/migraene/alter/, besucht am 08.04.2025, Seite 100.

Migränetherapie, DMGK, www.dmkg.de/migraenetherapien, besucht am 10.04.2025, Seite 51.

Kopfschmerzzentrum Essen, www.uk-essen.de/zentrum/ kopfschmerzzentrum/, besucht am 10.04.2025, Seite 10.

Stress, www.kopfschmerzen.de/migraene/stress/, besucht am 01.04.2025, Seite 98, 195.

Lebensenergie, www.wikipedia.org/wiki/lebensenergie besucht am 08.04.2025, Seite 251.

Ernährung, www.gesundheitsinformationen.de/migraene/ ernaehrung, besucht am 09.03.2025, Seite 152.

MÜK, www.kopfschmerzen.de/migraeneundmuek/, besucht am 20.04.2025, Seite 80, 268.

Not-to-do-Liste, www.wikipedia.org/wiki/not-to-do-liste/, besucht am 08.04.2025, Seite 114.

Zeitmanagement, www.business-wissen.de/zeitmanagement/, besucht am 07.04.2025, Seite 204.

DGN, www.dgn.org/allgemein/, besucht am 30.03.2025, Seite 41.

headacy App, www.headacy.com/app/, besucht am 16.04.2025, Seite 10, 33, 265.

Mindset, www.wikipedia.org/wiki/mindset, besucht am 01.04.2025, Seite 167.

Burnout, www.kopfschmerzen.de/migraene/burnout/, besucht am 01.04.2025, Seite 147.

Entgiftung, www.gesundheitsinformationen.de/migraene/entgiftung/, besucht am 20.03.2025, Seite 162.

Resilienz, www.business-wissen.de/migraene/resilienz/, besucht am 24.03.2025, Seite 178.

Schlaf, www.gesundheitsinformationen.de/migraene/schlaf/, besucht am 27.03.2025, Seite 72, 117.

Hygge, www.koerperundseele.de/hygge/, besucht am 21.02.2025, Seite 253.

Work-Life-Balance, www.businesswissen.de/worklifebalance/, besucht am 19.03.2025, Seite 112.

Kinder, www.kopfschmerzen.de/migraene/kinder/, besucht am 09.04.2025, Seite 49, 62.

Migränearten, www.neurologienetz.de/migraenearten/, besucht am 11.05.2025, Seite 56, 263.

Atemübungen, www.koerperundseele.de/atemuebungen/, besucht am 12.03.2025, Seite 228.

Therapie, www.kopfschmerzen.de/migraene/therapie/, besucht am 04.04.2025, Seite 42.

Migränearten, www.kopfschmerzen.de/migraenearten/, besucht am 07.04.2025, Seite 56, 263.

Schmerzmittel, www.gesundheitsinformationen.de/schmerzmittel/, besucht am 10.04.2025, Seite 74.

Allergien und Migräne, www.kopfschmerzen.de/allergien/migraene/, besucht am 12.04.2025, Seite 125.

Migräne und die Gene, www.migraineaction.ch/migraeneunddiegene/, besucht am 12.05.2025, Seite 32, 58, 64.

Phasen der Migräne, www.neurologen-und-psychiater-im-netz.org/migraene/, besucht am 03.05.2025, Seite 39, 269.

Migräne-Medikamente, www.neurologienetz.de/migraene/medikamente, besucht am 10.05.2025, Seite 28, 45, 127.

Migräne-Verhaltenstherapie, www.gesund.bund.de/migraene/verhaltenstherapie, besucht am 14.05.2025, Seite 54.

Migräne und Sport, www.kopfschmerzen.de/migraene/sport, besucht am 20.05.2025, Seite 190.

Migräne und Urlaub, www.betanet.de/migraene-urlaub/, besucht am 22.05.2025, Seite 201.

Migräne und Wetter, www.medical-tribune.de/migraene-wetter/, besucht am 01.06.2025, Seite 121.

Weitere Publikationen des Autors

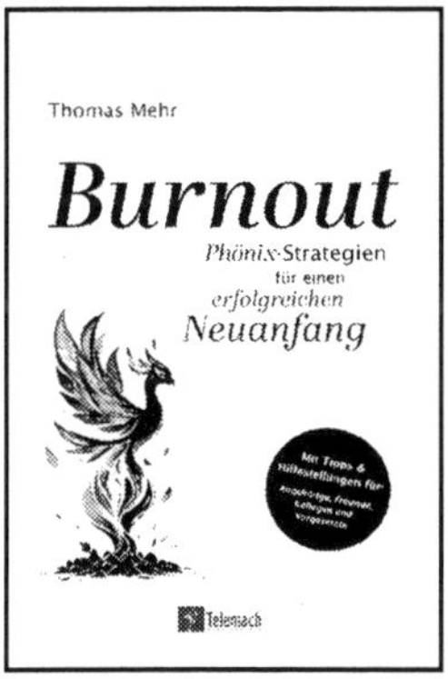

Thomas Mehr
Burnout
Phönix-Strategien für einen erfolgreichen Neuanfang
276 Seiten
Telemach-Verlag
ISBN: 978-3-98641-172-5
€ 20,00 (D)

Wer unter Burnout oder Depression leidet, fühlt sich oft kraftlos und leer; eine tiefe, scheinbar grundlose Traurigkeit frisst die Betroffenen von innen heraus auf. Die ständige Erreichbarkeit, der damit verbundene Erwartungsdruck und der vermeintlich eigene Wille, diesem zu entsprechen, machen sie krank. Auch Partner, Eltern, Kinder, Freunde und Kollegen leiden darunter. Psychische Erkrankungen sind längst ein Bestandteil der Gesellschaft und Wirtschaft. Sie sollten weder ignoriert noch verharmlost werden. Denn sie gefährden genau das, was Deutschland als wertvollsten »Rohstoff« besitzt: das Personal, die Arbeitnehmer – sprich: die Menschen.

Thomas Mehr zeigt in anschaulicher und leicht verständlicher Weise anhand eigener Erfahrungen auf, wohin diese Belastungen führen können, welche Schlüsse man daraus für sein berufliches und privates Leben ziehen sollte – und welche Auswege es gibt. Daher richtet sich dieses Buch nicht nur an Betroffene, sondern an alle, die dabei helfen wollen, einen Menschen zurück ins (Arbeits-)Leben zu holen. Hierzu zählen unter anderem auch die Führungskräfte, die erheblich zur Genesung des Betroffenen beitragen können.

Für mehr folgen Sie mir auf Social Media:

Instagram: @thomasmehr.de

Facebook: https://www.facebook.com/p/Thomas-Mehr-100088758724169/

Website: https://www.thomasmehr.de

Printed in Poland
by Amazon Fulfillment
Poland Sp. z o.o., Wrocław

65360062R00166